国家癌症中心肿瘤专家答疑丛书

鼻咽癌

患者护理与家庭照顾

董碧莎◎丛书主编

王 凯◎主编

中国协和医科大学出版社

图书在版编目（CIP）数据

鼻咽癌患者护理与家庭照顾／王凯主编. —北京：中国协和医科大学
出版社，2016.6

（国家癌症中心肿瘤专家答疑丛书）

ISBN 978-7-5679-0530-6

Ⅰ．①鼻…　Ⅱ．①王…　Ⅲ．①鼻咽癌-护理　Ⅳ．①R473.73

中国版本图书馆 CIP 数据核字（2016）第 066845 号

国家癌症中心肿瘤专家答疑丛书

鼻咽癌患者护理与家庭照顾

主　　编：王　凯

责任编辑：孙阳鹏

出版发行：中国协和医科大学出版社
　　　　　（北京市东城区东单三条 9 号　邮编 100730　电话 010-65260431）
网　　址：www.pumcp.com
经　　销：新华书店总店北京发行所
印　　刷：涿州市汇美亿浓印刷有限公司

开　　本：710×1000　　1/16 开
印　　张：10.25
字　　数：100 千字
版　　次：2016 年 12 月第 1 版
印　　次：2022 年 1 月第 4 次印刷
定　　价：44.00 元

ISBN 978-7-5679-0530-6

国家癌症中心肿瘤专家答疑丛书

编 辑 委 员 会

国家癌症中心肿瘤专家答疑丛书

鼻咽癌患者护理与家庭照顾

主　编：王　凯

副主编：赵京文

编　者（按姓氏笔画排序）：

王　宇　　王　凯　　乔涌起　　任夏洋
刘金英　　闫加庆　　李国辉　　杨　梅
杨芳宇　　邹小农　　张淑香　　易俊林
周海燕　　赵京文　　贾　贝　　黄晓东
董碧莎

前　言

由于癌症已经成为我国常见病、慢性病，有关癌症的预防、治疗和康复等问题涉及越来越多的人群，人们希望得到相关的专业知识，以降低癌症对健康的威胁，减轻癌症对患者身体的损害，尤其是患者及其亲属更希望能够提高治疗效果，使患者早日康复。对于治疗中、治疗后的患者，在与癌症长期的斗争中如何给予他们更多地帮助，是在战胜癌症过程中贯穿始终的重要问题。长期持续的护理、细心科学的照顾，对提高癌症患者的治疗效果、尽早康复或带瘤生活都发挥着积极有效的作用。为此，我们编写了这套丛书，希望能够帮助患者及亲属掌握一些专业知识和技能，为患者在日常工作、居家生活时进行科学有效的服务。

《国家癌症中心肿瘤专家答疑丛书》（以下简称"丛书"），是专门应对癌症治疗和侧重于癌症护理的科普读物。由中国协和医科大学出版社于2014年出版的《国家癌症中心肿瘤专家答疑丛书》——《应对×癌专家谈》，共18个分册，主要侧重于癌症的临床治疗、康复和预防。继而国家癌症中心再次组织肿瘤专家编写了新的分册——《×癌患者护理与家庭照顾》，包括鼻咽癌、喉癌、甲状腺癌、肺癌、食管癌、乳腺癌、胃癌、结直肠癌、膀胱癌和宫颈癌，共10个分册，主要侧重于癌症患者的护理、照顾与膳食。《×癌患者护理与家庭照顾》比较系统地介绍了癌症检查、治疗、康复过程中的护理知识，以及家庭亲友如何对癌症患者更加专业的照顾，是对《应对×癌专家谈》的补充和完善。《应对×癌专家谈》侧重于医疗方面，《×癌患者护理与家庭照顾》侧重于护理方面。

新编分册包括肺癌等十种疾病，每种疾病内容独立成册。编者根据临床工作中患者、患者亲属常常提出的问题，设置了治疗与护理篇、营养与饮食篇、用药篇、心理帮助篇、功能康复篇、日常生活与复查篇等六个部分。丛书以问答形式与读者交流，读者通过目录查找到问题后，就可在书中找到答案。由于对患者护理、照顾的基本原理的一致性和方式上有许多相通，所以不同单册书中的内容也有相同部分，但对于不同癌症的不同治疗护理、照顾都在每一册书中进行了详尽介绍。合理的营养与膳食对增强患者机体的抵抗能力、完成治疗方案、提高治疗效果发挥着重要的作用。根据读者的需求，丛书中的营养部分为患者提供了一些常用的食谱，供患者参考选择。癌症，无论对患者本人还是对于患者家庭都是信心和意志的一个考验，因此，在治疗康复过程中，不可忽视的重要内容是将不断坚定战胜癌症的信心、增强与疾病斗争的意志，作为一项治疗内容同步进行。丛书中的"心理帮助篇"，希望为患者提供一些心理疏导，对患者改善心理状态有所帮助，真诚地希望患者能够尝试书中介绍的方法，积极应对疾病。

丛书的编者是国家癌症中心长期从事一线工作的医生、护士和药学、营养及其他专业的医务工作者，他们将专业知识与实践中积累的经验相结合，秉承科学、严谨、专业特点突出的原则，对丛书的内容、文字反复提炼、细心修改，力求实用、通俗易懂，能够给予读者最实际的指导和帮助。在丛书的编写过程中，编写者都是在繁忙的工作之余，抽出休息时间进行创作，尤其编者中许多是从事护理工作的骨干，她们在每天 24 小时倒班的空隙中挤出时间按时完成书稿的编写，充分表达了她们对患者的真挚爱心。刘金英老师承担了"营养与饮食篇"的编写，精益求精反复修改；李国辉主任组织编写了"用药篇"，编者们用十个月的时间便完成了全部书稿的编写，通过此书将医疗护理工作从医院延伸到了社会、家庭。在此，对他们辛勤的付出表示诚挚的感谢。非常感谢首都医科大学的杨芳宇教授，应邀编写了"心理帮助篇"，运用心理学原理给予患者提供帮助。还要特别感谢孙桂兰、岳鹤群、田守光三位老师，他们的抗癌经验、与病魔斗争的精神，为我们树立了榜样。在丛书编写过程中，策划编辑张平主任，建立微信群、收发书稿，全方位联系参编部门及人员，并参与了公共部分内容的修改，在每一个环节上都付出了艰辛劳动，对她为本套丛书出版做出的贡献致以衷心的感谢。丛书顺利与读者见面，还要感谢中国协和医科大学出版社吴桂梅主任带领的编辑团队，是她们的工作将丛书尽快送到了读者的手中。

作为科普读物，丛书在内容的收集、语言的使用等方面还存在着许多不足，敬请读者多提宝贵意见。

最后，为了更加美好的明天，我们将永不言弃。

董碧莎

2016 年 10 月 15 日

写在前面的话：细节决定成败

由于传统观念将癌症等同于不治之症，人们往往谈"癌"色变。一旦通过检查怀疑以至最终确诊鼻咽癌，很多患者及家属由于缺乏对疾病的正确认识，不清楚该如何采取科学的手段进行有效的治疗，往往是感觉忽然间，天都塌下来了，一片茫然，对于鼻咽癌的治疗、预后，特别是有关治疗期间以及治疗以后身体恢复和护理方面，会有无数个问题，无数个"怎么办"，以至于让患者及家庭成员手足无措，举步维艰。此时，往往随之而来的还有一些诸如焦虑、恐惧、抑郁等不良情绪。如果没能很好地疏导这些负面情绪，既不利于疾病诊治过程的顺利进行，更会影响患者疾病康复后回归正常的社会生活。

这就需要在诊疗过程中以及治疗结束后的相当长时间里，患者和家属尽可能调整好心态，一定要树立战胜病魔的信心，因为大多数鼻咽癌患者是可以通过现代的医学技术治愈的，即使疾病已是中晚期，已出现淋巴结转移等情况，仍有许多彻底治愈的病例。同时，患者及家属还要详细了解有关治疗以及康复的知识点，对治疗做到心中有数。此外，由于头颈肿瘤的自身的特点决定，家庭护理到位的话，可以最大限度地提高疗效、减少或避免并发症的发生、减轻放疗不良反应，提高生活质量。

有关鼻咽癌诊疗方面的专业以及科普读物已经非常细致全面地论述了有关问题，本书着重从放射治疗前、中、后的家庭护理的方方面面加以阐述，希望藉此指导和细化鼻咽癌患者的家庭护理工作，做到"不打无准备之仗，轻轻松松上战场，来之能战，战则必胜"。

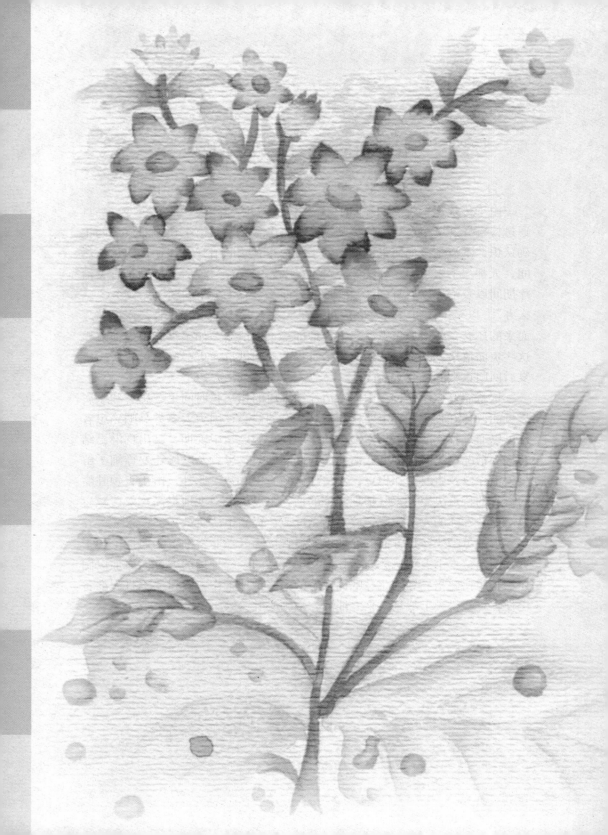

目　录

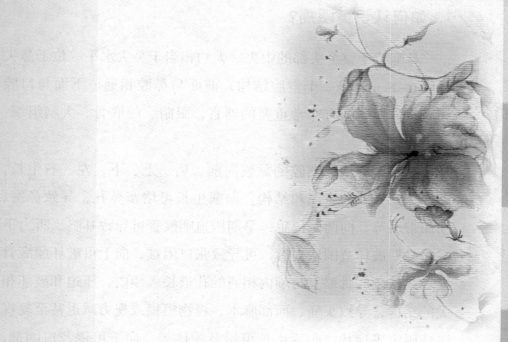

1．如何认识鼻咽癌？

鼻咽位于整个头部的中央，大约相当于鼻尖水平，位于鼻尖往后6~8cm，是一个空腔结构，前面与鼻腔相通，下面与口腔相通。鼻咽周围有非常重要的器官，眼睛、颅底骨、大脑组织、脑干和脊髓。

鼻咽癌可从鼻咽腔的黏膜向前、后、上、下、左、右生长，破坏鼻咽周围的组织和结构。向前生长可堵塞鼻孔，导致鼻塞、回涕带血等。向两侧侵犯，早期压迫咽鼓管可导致耳鸣、听力下降。晚期破坏范围增大后，可导致张口困难，向上可破坏颅底骨或者是从颅底骨骼上与颅内相通的孔道长入颅内，压迫和破坏相关的结构，导致头痛、面部麻木、视物模糊或视力减退甚至复视眼球固定等症状。向后生长可侵及椎体等，向下可侵及口咽部，可出现相关症状如头痛、颈部疼痛、声音嘶哑、吞咽困难及伸舌偏斜等。

鼻咽癌最常发生在鼻咽腔两侧的咽隐窝上部，最常见的转移部位是一侧或双侧颈部淋巴结，鼻咽癌淋巴结转移通常遵循从上往下出现的规律，所以，通常先在上颈部出现。上颈部没有转移淋巴结而在下颈部出现转移的概率比较低。临床鼻咽癌患者就诊时以颈部肿块为主诉的达40%~50%，诊断时检查发现颈部淋巴结转移达80%以上。鼻咽癌除了上述的淋巴结转移外，还有血行转移途径，主要转移到骨、肺及肝，皮肤及皮下转移和骨髓转移亦可见。

2. 怎样早发现鼻咽癌?

如果您出生或成长在鼻咽癌高发区如广东、广西、福建、湖南、江西等，或者您的亲属、家人得过鼻咽癌或者其他肿瘤，若发现颈部长了包块，有鼻涕带血、耳内堵塞感等症状，应该引起警惕，到医院检查，排除鼻咽癌可能。另外，在鼻咽癌高发区进行 EBV 病毒筛查有助于发现早期鼻咽癌。基层医师发现可疑病例，应及时转往上级医院确诊，可减少漏诊及误诊，提高早期诊断率。

3. 什么情况下提示您可能患鼻咽癌了?

具有下列高危信号的患者，提示可能患鼻咽癌了：①间断或持续性的鼻塞、涕血或回吸涕血；②耳鸣、听力减退；③头痛；④面部麻木或复视；⑤颈部淋巴结肿大等。对于鼻咽癌家族成员患鼻咽癌的危险性较正常人群显著增高，尤其是**一级亲属**的危险性很高。

4. 常用早期诊断鼻咽癌的方法有哪些?

（1）对鼻咽癌可疑患者首先询问病史及肿瘤家族史，注意

一级亲属：指一个人的父母、子女以及兄弟姐妹（同父同母）。区别于直系亲属，即指配偶、父母（公婆，岳父母）、子女及其配偶、（外）祖父母、（外）孙子女及其配偶、（外）曾祖父母。

鼻咽癌的那些高危信号。

（2）间接鼻咽镜检查，其操作较简单、快捷、经济。

（3）颈部淋巴结触诊，鼻咽癌的颈部淋巴结转移率很高，初诊时约70%的患者有颈部淋巴结肿大，且出现较早，可发生在耳鼻症状出现之前。

（4）纤维鼻咽镜检查。

（5）影像学检查，如 CT 及 MRI 检查，尤其是 MRI 检查，对判断鼻咽肿瘤的侵犯范围非常有用。但此项检查目前不是筛查手段。

（6）鼻咽活体组织检查，在鼻咽镜发现鼻咽有可疑病灶或肿瘤时，应做鼻咽活检；对于颈部淋巴结肿大而怀疑鼻咽癌时，可在鼻咽肿瘤高发部位进行活检，以获得病理诊断。

5. 确诊鼻咽癌的"金标准"是什么？

确诊鼻咽癌最重要的方法是病理诊断，其为诊断的"金标准"。主要通过间接鼻咽镜或者纤维鼻咽镜下从鼻咽部肿物上取出组织送到病理科进行病理诊断分析。病理诊断需要取较大的病变组织块才能比较准确诊断，然而在某些情况下，比如肿瘤较小或者肿瘤合并有感染坏死时，一次活检可能没有取到肿瘤组织，这种情况下，应该再次活检，最好能够获得鼻咽部位肿物的病理诊断，这样治疗起来比较有针对性。如果鼻咽部组织难以取活检或者多次取活检仍无法确诊时，可以考虑对颈部肿大淋巴结行穿刺细胞学活检。在治疗前获得病变的病理诊断至关重要，一定要尽一切努力去获得病理诊断。

6. 什么是纤维鼻咽喉镜检查?

纤维鼻咽喉镜检查——是通过较细的软管内镜,深入到鼻咽喉腔内,直接观察病变、拍片和局部切取活检的一种检查方法。此项检查痛苦小,患者易于接受。

7. 患者做纤维鼻咽喉镜检查应注意什么?

(1)在检查开始前,医生会在患者的口咽或鼻腔内喷入或滴入黏膜表面麻醉药和血管收缩药物,所以,如果患者有局麻药(丁卡因、利多卡因)及麻黄素过敏史,高血压病史务必告知医生。

(2)患者需要配合并注意以下事项。

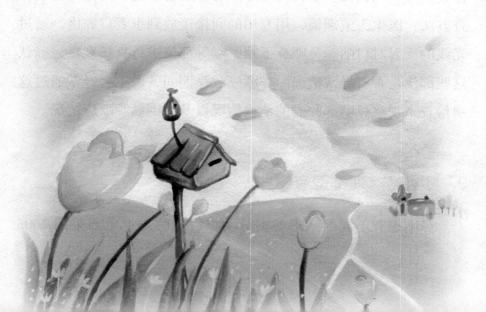

1）检查前 4 小时禁食，以免检查过程出现呕吐、误吸。

2）检查前取下义齿、眼镜。

3）患者取坐位或仰卧位，头后仰固定进行检查（患者手中备纸巾）。

4）镜检后咽部会稍有不适，最好卧床休息 2~3 小时。

5）局部麻醉药的作用可维持 2~3 小时，此期间不要进食、饮水，以免呛咳造成误吸。

6）取活检的患者当日不宜进食过热饮食，以免诱发创面出血。

7）如有出血、呼吸困难等不适症状，随时告知医生或护士，以便及时对症处理。

8. 为什么鼻咽癌患者要做间接鼻咽喉镜检查？

间接鼻咽喉镜检查是鼻咽癌患者常用的检查手段之一。这项检查简便、无创伤、不良反应小，患者容易耐受。间接鼻咽镜检查方法：医生头戴额镜，用专用的间接镜放到患者口腔内，通过光线的反射对口咽、鼻咽、下咽、喉等部位进行直接观察，确认这些部位是否有异常情况。鼻咽癌放疗期间，医生会经常通过这项检查来观察鼻咽部肿瘤的消退情况以及周围黏膜反应情况。

9. 鼻咽癌病理类型有哪些？

鼻咽癌有不同的病理类型分类，目前临床上主要采用 2005

年 WHO 分类标准，分为非角化型癌、角化型癌以及基底细胞样鳞状细胞癌三型，其中非角化型癌是我国鼻咽癌患者最常见的病理类型，约占 95%。这三种病理类型的肿瘤对放疗和化疗的敏感性不一样，角化型鼻咽癌比非角化型鼻咽癌对放化疗的敏感性差一点，但远处转移的概率低，总体预后并无明显差别。

10. 为什么有些鼻咽癌患者要做免疫组化检查？

最近的临床研究发现，肿瘤生物学上恶性的特点以及使用分子靶向药物治疗的疗效与某些病理指标有很大关联，在鼻咽癌患者行病理组织的免疫组化检查如人表皮生长因子受体（EGFR）、血管内皮生长因子（VEGF）等检查，可以对鼻咽癌肿瘤的恶性程度、对放疗的敏感性以及预后判断进行提示，另外可以提示联合使用某些分子靶向药物时疗效会更好些。对鼻咽癌组织中检测 EGFR/VEGF 表达提示可能对联合特定的分子靶向药物治疗疗效提高，如 EGFR 表达阳性时可以配合使用 EGFR 单抗，VEGF 表达阳性时可以配合使用 VEGF 单抗。

11. 鼻咽癌患者做 MRI 增强扫描检查较 CT 有什么优势？

鼻咽癌原发灶的主要特点是鼻咽部病变向周围肌肉、窦腔、椎体、颅底骨组织浸润性生长，甚至侵犯脑组织。而鼻咽部的 MRI 增强扫描检查对肌肉组织以及骨皮质是否受侵犯的显示较

CT 检查分辨率高，可清楚显示鼻咽腔内病变，同时更清楚显示病变向四周侵犯的情况，能够对临床医生确定鼻咽癌局部病变、分期、选择治疗方案等有很大帮助。MRI 检查还可以对头部从横断面、冠状面、矢状面显示病变，较 CT 更清楚显示肿瘤侵犯的情况，确定肿瘤的分期。另外，结合不同 MRI 增强扫描的序列显示，对肿瘤与鼻窦的阻塞性炎症的鉴别比较容易。中耳积液在 MRI 图像上显示也非常清楚。

12. 鼻咽癌患者为什么要做颈部 MRI 检查？

由于 MRI 检查对软组织分辨率高的特点，可以清楚显示颈部各区域淋巴结大小、是否侵犯到淋巴结以外、肿瘤内部是否坏死以及淋巴结与周围肌肉、血管关系等，更进一步提高淋巴结分期的准确性，很好的帮助临床医生明确淋巴结的分期，选择更佳的治疗方案。

13. 确诊鼻咽癌后为什么还要做许多其他全身检查？

鼻咽癌为恶性肿瘤，除了局部四周侵犯外，还有可能向颈部淋巴结以及全身其他脏器或组织转移。医生为了选择最佳治疗方案，首先需要明确鼻咽癌的分期，所以在确诊鼻咽癌后还需完善全身检查，评价是否有脏器或组织转移。对于颈部有大淋巴结转移或者局部肿瘤期别晚的患者，需要做胸部 CT，以便尽早发现比较早的转移病灶。鼻咽癌最常见的转移部位有骨、肝和肺，出现转移时有时并没有相关脏器损伤的症状或者特异性的临床表现。骨扫描检查主要是通过观察骨代谢情况评价骨病变，骨扫描通常可以在骨转移症状如骨痛等出现数月之前发现骨转移病变，可以帮助更好地确定肿瘤分期，为临床医生选择更优的治疗方案提供依据。

14. 鼻咽癌患者能否用 PET-CT 检查代替所有检查？

PET-CT 检查通过注射药物后行全身扫描，观察病变组织的代谢情况来反映病变特点，肿瘤组织、炎症组织在 PET-CT 图像上都可表现为高代谢灶，某些正常组织如脑组织也可表现为高代谢。此外，PET-CT 空间的分辨率相对欠佳，表现在具体细节性的解剖结构显示不清晰，鼻咽癌周围有众多复杂解剖结构如脑组织、鼻窦等，从而难以明确具体的分期，影响疾病程度的判断。因此，目前在鼻咽癌患者的检查中，国内外的专家们并不支持用 PET-CT 代替所有检查，临床中主要将 PET-CT 检查用于发现远

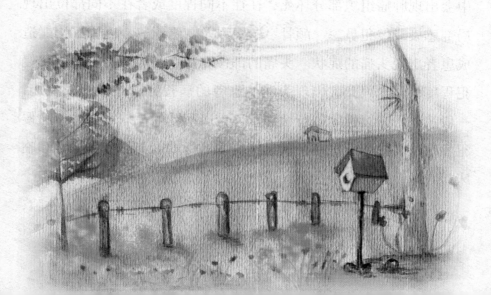

处转移灶，对于鼻咽癌治疗后鉴定肿瘤残存或复发也有一定的帮助。

15. 鼻咽癌是如何分期的？

鼻咽癌的分期目前国内外有两种常用的分期，一个是国际抗癌联盟/美国癌症联合委员会（UICC/AJCC）制订的 TNM 分期；另一个是国内 2008 年中国鼻咽癌协作组制订的鼻咽癌分期。由于我国以及东南亚地区鼻咽癌发病率明显高于世界上其他国家和地区，我国在治疗鼻咽癌方面更有经验。目前，国内临床上常用的是 2008 年中国鼻咽癌协作组制订的鼻咽癌分期。患者在被确诊鼻咽癌后，应完善鼻咽部、颈部 MRI 扫描、纤维鼻咽喉镜以及全身检查后，按病变的不同程度共分四期，从轻到重，分别为Ⅰ、Ⅱ、Ⅲ和Ⅳ期，其中Ⅳ期病变又可根据鼻咽部病变、淋巴结病变以及是否远处转移进一步分为Ⅳa、Ⅳb 和Ⅳc 期。

由于鼻咽癌向周围结构和器官侵犯性生长，在肿瘤生长过程中会出现肿瘤组织部分坏死，往往不同程度或者在不同部位出现局部感染或侵犯鼻窦、颅骨、脑膜以及脑组织，上述原因均能造成患者出现头痛的症状。头痛的部位和特点与病变侵犯部位和侵犯程度相关，因此，出现头痛的患者的病程可以是早期或晚期，一般情况下持续性、进行性加重、难以耐受的头痛可能肿瘤已侵犯颅底骨，见于病程晚期。具体精确的分期需要结合影像学和临床检查来确定。

由于鼻咽癌向四周扩张生长，往往会侵犯颅底各出入孔隙，在这些孔隙中有脑神经通过，一般来说面部麻木提示第 5 对脑神经（也就是三叉神经）受侵犯；一般来说复视，即看东西重影提示第 6 对脑神经（也就是外展神经）受侵犯，若脑神经有受侵，在 2008 年中国鼻咽癌协作组制订的鼻咽癌分期中，局部病变分期为 T_4，一般是 Ⅳa 期以上。

16. 鼻咽癌能治好吗?

鼻咽癌对放化疗比较敏感，尽管患鼻咽癌非常不幸，与大部分肿瘤相比，鼻咽癌的治疗效果较好。肿瘤的早晚是决定疗效非常重要的因素。一般情况下，从早到晚分 Ⅰ、Ⅱ、Ⅲ、Ⅳ 期。在现有的治疗条件下，各期鼻咽癌患者治疗后的 5 年生存率分别为：Ⅰ 期 95% 左右，Ⅱ 期为 85%~90%，Ⅲ 期为 70%~80%，Ⅳ 期 60% 左右，即使是有远处转移的 Ⅳc 期患者，经过合理治疗后，仍有非常多的患者能够长期生存，对于治疗后复发或有转移的患者，部分患者的治愈率达到 30%。而且现阶段放射治疗技术进步很快，调强放射治疗技术应用后，不仅生存率有提高，而且治疗后的不良反应比常规放疗明显减少，治疗后患者的生活质量非常高，很多患者治疗后恢复到正常人的生活状态，学习、工作、生活都不耽误。因此，鼻咽癌患者要积极应对，选用正确的治疗方法，绝大多数患者都能获得比较好的效果。所以，即使是患了鼻咽癌，也一定要树立信心，相信自己能够战胜癌症，成为抗癌明星。

17. 怎样尽快正确治疗鼻咽癌？

就诊时选对科室非常重要，有鼻咽癌的临床表现，如果在综合性医院就诊，首选耳鼻喉科或五官科，初步排除鼻咽癌。如果怀疑鼻咽癌，取得病理诊断后，建议马上就诊放射治疗科或转诊肿瘤专科医院。如果一开始就诊肿瘤专科医院，首选放射治疗科就诊，这样患者会得到比较全面的指导，不至于耽误时间。

看病流程如下。

（1）首先，可挂放疗科头颈门诊的普通号/专家号，门诊医生通过问询病史及相关查体后，对涉及治疗所需要的相关检查和要求都会一次性地告知。

（2）待上述相关检查结果基本出来后，患者再挂放疗科头颈门诊的普通号或专家号，医生根据检查结果初步确定患者病期，再决定是否与化疗科医生协商治疗方案，是否先行诱导化疗或同步放化疗及放疗后辅助化疗。

（3）患者根据医生提供的治疗方案去相关科室治疗。

（4）如果做放疗，患者必须先处理好口腔坏牙，这个过程需要较长时间，必须提前准备。

（5）患者可以在门诊接受放疗，也可以住院放疗，其治疗效果都是一样的。

18. 鼻咽癌的治疗原则有哪些，为什么不做手术？

鼻咽癌生长在头颅的正中央，被颅底的骨头包绕，与掌控人体视力、听力、语言、运动以及呼吸等重要功能的器官和组织邻近，鼻咽癌向周围生长可以破坏或者危及这些器官或组织，通常为不规则生长、边界不清，鼻咽癌的生长特点决定了手术治疗在鼻咽癌治疗中的局限性，因为手术治疗不容易将肿瘤完全切除干净，同时如果为了尽可能切除肿瘤，就无法对重要的器官和功能进行保护。鼻咽部的生理结构特点表现为容易出现颈部淋巴结转移，确诊鼻咽癌的患者中，80%都有淋巴结转移，而且通常是多发淋巴结转移和（或）双颈淋巴结转移。鼻咽癌对放疗和化疗敏感。由于鼻咽癌的生长、转移特点以及对放化疗敏感的特性，决定了鼻咽癌以放疗作为第一选择，是首选的治疗手段。

总体治疗原则，根据患者的病变早晚，早期鼻咽癌，单纯放疗就能完全治好。中晚期鼻咽癌，治疗原则应该是放疗联合化疗。诊断时就发现有远处其他脏器转移的患者应该以化疗为主，化疗后根据情况行放射治疗。

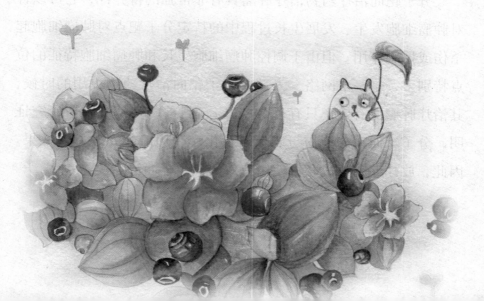

19. 鼻咽癌患者放疗期间是否都需要做化疗呢？

鼻咽癌是放疗敏感的肿瘤，也是化疗敏感的肿瘤，早期鼻咽癌患者，通过放射治疗完全能够治好，不需要化疗。局部晚期的鼻咽癌，由于肿瘤负荷大，与周围重要组织的关系密切，同时出于保护这些重要结构的目的，肿瘤放疗可能照射剂量不足，导致控制率下降，局部晚期鼻咽癌单纯放疗疗效 5 年生存率为 50% 左右。为了进一步提高疗效，鼻咽癌高发地区如美国等进行了很多的临床研究，结果显示，对局部晚期的鼻咽癌，在放疗的同时，给予含有顺铂的化疗，5 年生存率提高到了 75% 左右。因此，目前的标准治疗方案里，局部晚期的鼻咽癌，推荐给予同期放化疗。

20. 鼻咽癌患者放疗期间可以联合靶向治疗吗？

分子靶向治疗药物治疗肿瘤具有非常强的特异性，它可以针对肿瘤细胞发生、发展生长过程中的特定分子靶点对肿瘤细胞起杀伤或抑制作用。但由于调控肿瘤细胞生长和肿瘤细胞特征的位点特别多，是一个网络，大部分分子靶向治疗药物单用的时候，其治疗肿瘤的有效率只有 15%~30%。目前，大部分临床研究证明，分子靶向治疗药物与放疗以及化疗联用能起到较好的效果。因此，放疗期间可以联合使用有效的分子靶向治疗药物。

21. 放疗是怎么回事？

简单来说，放疗就是利用放射线能杀死肿瘤细胞的基本原理来治疗肿瘤。目前，用来治疗肿瘤的放射线主要有高能量的 X 射线、电子射线（β 射线）以及最常用来做近距离治疗的伽马射线（γ 射线）。这些射线杀死肿瘤的方式是通过射线进入到肿瘤内通过损伤肿瘤细胞核内的 DNA，导致肿瘤细胞死亡，从而达到治疗肿瘤的目的。

22. 放疗的过程分为哪几个阶段？

放疗是一个系统工程，需要做大量的工作，一般把整个放疗过程分成三个阶段：第一阶段为准备阶段；第二阶段是放疗计划设计阶段；第三阶段是放射治疗的执行阶段。

（1）准备阶段需要完成的工作：确定肿瘤分期，明确肿瘤范围。做好放疗前准备工作，如签署放射治疗知情同意书，头颈部放疗前需做口腔处理，肿瘤合并有感染者也需要控制感染，如全身应用抗生素或者使用过氧化氢（双氧水）漱口等。如果有其他影响放疗的合并症也需要先治疗纠正。同时，患者及患者家属也需要做好心理的和身体上相关的准备工作。

（2）计划设计阶段：医生根据患者的病情，以及患者的要求和愿望，共同选择放射治疗技术，完成患者 CT 模拟或常规模拟定位，靶区勾画和放疗计划的计算，放射治疗计划的验证等相关工作，医生和物理师共同确认治疗计划。

（3）放射治疗的执行阶段：放射治疗开始执行，每周需要进行治疗位置是否正确的验证并对患者的肿瘤和正常组织进行检查，观察疗效，如有反应给予相应的处理。

23. 为什么放疗前需要签署知情同意书？

放疗是肿瘤治疗的主要手段之一，我们通常说，放疗是一把双刃剑，既能治疗肿瘤，也会对身体的健康组织造成损害。有时候放疗带来的损伤比较严重，对生活质量和患者的自理能力带来较大影响，甚至危及生命。因此，患者在放疗前必须了解对所患肿瘤进行放疗可能带来的损伤有比较充分的了解，权衡利弊，在能够承担风险的前提下，接受放疗，在治疗开始前，医生会和您交代风险，让您充分了解，在完全同意和自愿的前提下，签署放疗知情同意书，如果是未成年人或者丧失民事能力的患者，由监护人签署知情同意书。

24. 什么是调强放疗？

调强放疗是目前最先进的肿瘤放疗技术之一，是精确放疗，是利用CT图像重建肿瘤与其周围器官的三围空间结构，在不同的方向设置一系列的与病灶形状一致的适形照射野，使得高剂量区的分布形状在三维方向上与肿瘤靶区形状一致，而且射线束的剂量强度能够按要求进行调整。不仅能够使靶区接受较高剂量和均匀剂量的照射，提高肿瘤的控制率，而且能够降低周围正常组织的照射剂量，减少正常组织的损伤，改善患者的生活质量。

由于每位患者情况存在个体差异，在高剂量和保护正常组织这两方面的权重也不一样，有时候会考虑让肿瘤接受的放射剂量多一些，有时候会考虑降低接受的放射剂量保护正常组织的价值更为重要一些，医生们会从患者的需求及肿瘤的具体状况出发综合考虑，目的就是使患者得到最好的疗效和最小的正常组织损伤。

25. 调强放射治疗流程是什么？

具体流程如下：体位固定→螺旋 CT 扫描，获取病变部位影像资料→资料传输至计划系统→靶区及正常组织勾画，确定处方剂量→设计调强放疗计划→计划验证通过→计划传输至治疗加速器→实施调强放疗。

26. 鼻咽癌调强放疗的 CT 模拟校位是怎么回事？

放疗利用射线杀死肿瘤，非常重要的一点就是，需要知道肿瘤在身体的哪个部位，周围有些什么样的结构，它和肿瘤组织是什么样的相对位置关系。其中哪些结构是非常重要的，是必须要保护的，患者采用什么样的体位比较舒服，而且符合放疗的要求，用什么方法固定能够保证患者在每次治疗时的位置一致。了解这些内容的过程就是定位的过程。CT 模拟定位获得的是患者需照射部位的断层图像，再经过计算机处理后，可以获得整个需照射部位的三维立体图像，非常逼真的还原肿瘤和周围组织的关系。现在大多数放疗中心采用 CT 模拟定位。鼻咽癌患者 CT 模拟定位选择头颈肩面罩固定，患者扫描以及治疗时应尽量采用经鼻腔呼吸，在呼吸气流的作用下将软腭推向前下方，从而更加有利于对软腭及口腔黏膜的保护。

27. 鼻咽癌定位后为何还要 2~3 周时间才能治疗？

调强放疗技术先进，但也非常复杂，对设备、对医生都有很高的要求。调强放疗是非常精确的治疗，也就是说，哪里有肿瘤就需要准确照射到哪里。因此，医师要花大量的时间和精力去搞清楚哪里有肿瘤，这需要有高超的技术和丰富的知识，医生需要花时间对患者的病变部位的 CT/MRI 图像进行仔细的阅读、测量，看看肿瘤生长在哪个部位，破坏了哪些结构和组织。在明确了肿瘤的范围和淋巴结转移的状态后，医生要确定哪些地方需要照射和保护，这就是医生通常说的画靶区的工作，这个工作也是一个费时费力的工作。医生需要在患者的定位 CT 图像上画靶区，并在每一层上把需要照射的肿瘤组织，需要保护的正常组织都勾画出来，在一个层面上有时需要画十几种结构，这也需要大量的时间。在靶区勾画完成后，还需要物理师根据医生的要求设计出照射方案，也就是通常所说的放疗计划，这个过程中需要处理的参数有上万个，目前非常先进的计算机计算一遍也需要几十分钟的时间，而一个计划通常需要计算很多遍。

在中国医学科学院肿瘤医院，对计划的要求非常高，物理师通常会对同一个患者做 10 个以上的计划，从中挑出最好的、最满意的计划供医生评价和挑选。在最好的计划被物理师和医生选中后，在用它来治疗患者前还需要在加速器上模拟治疗患者的情形，进行剂量检查，看看是否真的如计划所显示的一样完美，这个过程叫计划验证，只有通过了验证的计划才能用来给患者实施治疗。由此可以看出调强放疗技术的先进性和复杂性，也就不难理解需要等待的时间较长了。只有把靶区画准确了，计划做好了，才能收到最佳的效果。中国有句古话"磨刀不误砍柴工"就很形象地说明了这种等待是非常必要的。

28. 鼻咽癌患者为什么颈部也要放疗？

鼻咽部淋巴管网丰富，早期鼻咽癌患者就可以出现颈部淋巴结转移。此外，有 30% 的患者的首发症状为颈部淋巴结肿大，确诊时有近 80% 的患者伴有单侧或双侧颈部淋巴结转移。因此鼻咽癌的调强放疗靶区包括双颈部淋巴引流区，并根据转移发生的概率的高低分别给予不同剂量照射。

29. 鼻咽癌放疗患者为什么不适合做锁骨下静脉穿刺？

首先，颈部照射是鼻咽癌放疗必不可少的。锁骨下静脉穿刺留置中心静脉导管的位置，恰好在放疗头颈肩固定面罩内，每次照射使用面罩安装和取下都要格外小心，增加了脱管风险；照射区域有穿刺皮肤的破损，感染概率增高；中心静脉导管用胶布敷料粘贴固定，每次换药取下胶布敷料时，有皮肤破损的危险；颈部外用治疗放射性皮炎的药物效果受到影响，导管的固定贴膜敷料容易被外用药膏或药油污染，使粘贴牢固性降低，增加脱管的风险；中心静脉导管维护时，穿刺局部使用碘酒、酒精等消毒剂，会加重照射野区域皮肤反应程度，基于以上诸多不利因素，鼻咽癌放疗患者不适合做锁骨下静脉穿刺中心静脉置管。

30. 放疗有痛苦吗？

放疗本身毫无痛楚，每次治疗时间 10 分钟左右。在放疗开始前，技术员会为患者进行治疗摆位，患者要尽量放松。当治疗摆位确定后，患者会单独留在治疗室内接受放疗。治疗进行期间，技术人员会在隔壁房间，通过闭路电视小心观察患者的情况。如有需要（不适症状如憋气、心悸等），患者可以通过对讲机和治疗技术员通话；如果体位固定后讲话不方便，可以将腿抬高，或举起手臂等动作来寻求帮助，技术员会立刻关机来帮助患者。

31. 鼻咽癌放疗一个疗程需要多长时间？

调强放疗鼻咽癌需要做 30~33 次，放疗的时间安排是周一至周五连续治疗 5 次，周六、周日休息两天。目的是在肿瘤得到杀灭的同时，正常组织有时间得以部分恢复，使得放射治疗能够顺利进行。所以，鼻咽癌根治性放疗的时间为 6~7 周。

32. 放疗前患者需要做哪些心理准备？

放疗是一个相对较长的过程，患者在治疗前需要做的准备有几点。

（1）需要患者树立起战胜疾病的信心，如鼻咽癌对放疗敏感，目前治疗效果非常理想，要相信在医生努力和自己的配合下，一定能够治愈。

（2）需要患者调整好心态，有的患者得知自己患病后，被吓得不行，甚至六神无主，这样对治疗疾病百害而无一益。因此，在治疗前，要坦然面对，积极配合治疗。

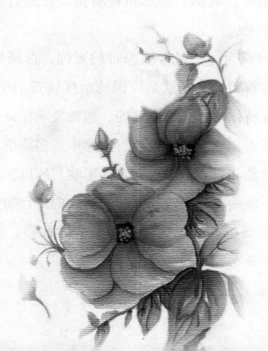

（3）需要患者做好克服困难的心理准备，放射治疗过程中会出现一些不良反应，这是机体对外来刺激的生理反应，医生也一定会想办法将不良反应发生率和严重程度降到最低，完全有办法让您完成治疗。

33. 放疗前家属需要做哪些准备？

作为家属，当自己的亲人患病的时候，肯定心里特别着急、慌张，一时间不知如何是好。这很正常，但要迅速冷静下来，面对现实，考虑一下自己能做什么。

（1）要保持镇定、平和的心态，承担起家庭的重任，让患者感到安心。

（2）要营造良好的亲情氛围，使患者能够感受到亲情的温暖，多鼓励患者，对战胜疾病充满信心。

（3）要消除患者的心理和精神负担，让患者能够集中全部的精力去治疗疾病。

（4）学习成为一个最合适患者的厨师，保证患者的营养支持。放疗非常重要的一点就是要保持治疗位置的准确性。所以，治疗过程中保持体重是非常重要的，这就要求保证足够的营养以获得充足的体力，而且鼻咽癌放射治疗中或多或少、或轻或重的放疗反应，食欲和进食都会受到一些影响。所以，要给患者做些喜欢的口味，做些容易吸收和消化、高蛋白的食物。当然，营养支持要避免越贵越好的误区，食用平常的食物，保证一定量的肉、蛋、奶和蔬菜，变换些花样即可。

34. 放疗对患者的衣服有什么要求吗？

　　为了减少对照射区域皮肤的摩擦和刺激，建议患者放疗期间穿柔软宽松、吸湿性强的纯棉内衣；避免穿粗糙及化纤类衣物。头颈部接受放疗的患者，不要穿硬领衬衫，男士不打领带，上衣最好穿无领开衫，便于穿、脱和保护颈部皮肤。

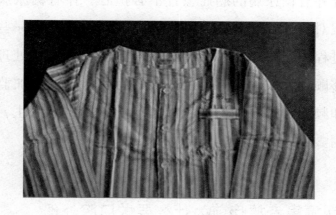

35. 鼻咽癌患者放疗前怎么应对合并症？

　　有些癌症患者可能会合并有其他的疾病，如心脏病、高血压、甲状腺功能亢进（甲亢）、糖尿病等，这些合并的疾病多是常见病，并不稀奇，有合并症也不必紧张，这些疾病都有办法控制。不影响癌症的放射治疗。治疗中医生会关注这些疾病的控制情况。作为患者，不要忘了服用治疗合并症的药物，并及时向医生反映病情变化情况。

36. 有糖尿病的鼻咽癌患者会增加放疗的风险吗?

　　糖尿病是一种常见病,很多患者在诊断癌症时合并有糖尿病,有的已经有多年糖尿病病史了,有的是初次发现患有糖尿病。那么,糖尿病会影响放疗疗效吗?会增加放疗不良反应吗?严格来说,如果血糖控制可以的话,一般不会影响放疗疗效。所以,合并有糖尿病的癌症患者不必担心。伴有糖尿病患者的正常组织对放疗要敏感些,可能放疗反应要稍微重一些。医生在治疗过程中会密切关注患者的反应,给予积极的处理,保障患者能够顺利完成治疗。有血糖仪的患者,可以增加监测血糖的次数和频率,及时了解血糖控制情况,并告诉医生,协助控制好血糖。

37. 鼻咽癌患者放疗前为什么要做口腔处理?

　　鼻咽癌放疗过程中,牙齿、牙龈、颌骨是不可避免地要受到照射的,所以在放疗前您一定要配合医生做好口腔的处理。保守治疗患齿、充填龋齿,拔除短期内难以治愈的患牙和残根,如有严重的牙龈炎,也要积极对症处理。放疗后禁止马上拔牙,因处理不当易发颌骨骨髓炎或骨坏死等严重并发症。

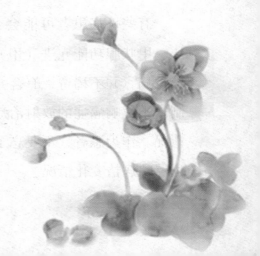

38. 鼻咽癌患者拔牙后有哪些注意事项？

（1）患者拔牙术后，纱球压迫创面的时间至少 1 小时以上，因个体情况差异，请遵循口腔科医生的嘱托，时间不宜过短。

（2）拔牙后当日不能漱口、吸烟及吃过热的食物，以免刺激诱发出血过多。

（3）术后 1~3 天，创面局部可能出现疼痛、出血、牙龈肿胀、开口受限等反应，全身亦可出现低热，睡眠、食欲缺乏等症状。如症状加重要告诉医生，以便及时对症处理。

39. 为什么鼻咽癌放疗前要摘除金属牙套？

在放疗中金属物质可形成次级电子，使其相邻的组织受量增加，出现溃疡且不易愈合。所以在放疗前应摘除金属牙套，避免造成周围组织的损伤。

40. 为什么放疗前患者要修剪头发？

鼻咽癌患者在放疗计划制订前，医生为患者确定好体位，制作一个专用的体位固定面罩，在每次治疗时进行体位固定使用，以保证放疗的准确。这个面罩合适与否非常重要。建议患者在治疗前期准备时，把头发理成自己喜欢的发型，女性患者建议剪成短发。在整个放疗期间，发型上不要做太大的改变，如：女士在放疗前留的是长发，放疗期间剪成短发；或男士在放疗前是短发，放疗期间剃成光头，这样对放疗的精确度是不利的。

41. 放疗会引起脱发吗？

头颈部患者，接受放疗范围内的毛发会有脱落，通常在治疗开始1~2周后逐渐出现；因病变部位、采用的照射技术和个体差异，脱发的表现也不尽相同，大部分脱发只是暂时的，一般治疗结束后毛发会逐渐生长，部分患者也会表现出局部头发不长。

42. 出现脱发应该怎么办？

在医院里患者放疗、化疗后出现脱发的现象十分常见，但在其他场合患者可能会感到有些尴尬，也有的患者自己过多的自我暗示。要解决这个问题并不困难，建议患者外出时戴上帽子，既美观又保暖。也可以到商店去购买假发。戴假发不光是患者的专利，也是很多人的爱好，可以随心挑选中意的假发，体会平时不曾尝试的事物，如此一来心情也会变得好多了。

43. 鼻咽癌患者放疗期间可以戴帽子吗？

鼻咽癌放疗的患者，在放疗期间，如不外出，建议不要戴帽子。因为放疗区域的皮肤以暴露为宜，戴帽子特别是戴不透气的化纤材料的帽子可能会使照射区域内的头皮出现"小疹子"，而导致瘙痒。

44. 鼻咽癌患者放疗期间能戴围巾吗？

颈部是放射治疗的区域，皮肤最好是暴露，减少刺激，尽量不戴围巾，如果天气寒冷到户外去时，可以临时使用，并且要选择非常柔软的、丝滑的围巾，回到室内后就不要再戴围巾了。

45. 放疗期间外出应注意什么？

照射区域皮肤非常敏感，应避免强烈的阳光曝晒，患者在外出时应注意防晒（遮阳伞）。冬季寒冷应注意保暖，防止受凉。放疗后照射区域皮肤会比以前脆弱得多，需要长期特别的呵护。

46. 放疗期间可以进行体育锻炼吗？

放疗期间，患者可以根据自己的身体条件和爱好进行适当的体力活动，建议可以进行极轻以及轻体力活动，如阅读、听音乐、简单家务、绘画以及水平面行走（即一般意义的散步），不建议进行剧烈的运动，如跑步、快走、骑自行车以及其他消耗更大的体育活动，消耗大量体力及热量，需要更多以及额外的能量和营养物质的补充。治疗期间，疾病本身的消耗、机体自身的各种修复以及放射治疗损伤的恢复都需要大量的能量以及营养。因此，过度的体育锻炼不利于治疗的顺利完成和患者自身的身体健康。

47. 鼻咽癌患者放疗期间常见不良反应有哪些？

由于放射线在治疗肿瘤的同时，对周围正常组织会产生影响，出现相应的不良反应，这些不良反应与照射的部位、剂量的大小、照射范围以及是否联合同期化疗有密切关系。鼻咽癌患者放疗期间比较常见的不良反应局部表现有：口干、味觉改变、放射性口腔黏膜炎、放射性皮炎等；不良反应全身表现：食欲缺乏、乏力、血象降低等。放疗不良反应的轻重存在个体差异，医生和护士会根据患者不同的情况，给予对症处理和指导。

48. 放疗开始后觉得口干是怎么回事？

人体有 3 对大的唾液腺，分别是腮腺、颌下腺和舌下腺。腮腺是最主要的唾液分泌器官。由于腮腺对放射线非常敏感，受到照射后，分泌唾液的能力下降，患者会感觉口干。在放疗反应中，口干出现的比较早，有的患者第一次放疗后就能明显感到口干。常规放疗技术照射时，第 1 周腮腺的分泌量会下降50%。调强放疗条件下，腮腺得到相应的保护，口干的情况会明显好于常规放疗。口干症状一般在治疗结束 3 个月以后逐渐改善。

49. 出现口干应该如何应对？

（1）建议患者多次含小口清水或淡茶水漱口，以湿润口腔黏膜。

（2）多饮水、食用含水量高的食物。

（3）雾化吸入可以使患者感到湿润舒适；天气干燥时使用空气加湿器，保持室内相对湿度在70%左右。

（4）养阴生津的中药饮片可以改善口干的症状。如菊花、麦冬、胖大海、生地、洋参片等中药泡水饮用。

（5）胃肠功能好的患者，可以少量食用清凉冷饮、奶油冰激凌等。

（6）由于唾液分泌减少，口腔自洁能力下降，容易发生龋齿及口腔感染，注意每次用餐后漱口，清除食物残渣，防止细菌繁殖，保持口腔清洁。

（7）患者在外出时要随身携带水杯，以便口干时随时饮用。

50. 鼻咽癌放疗患者为什么会出现味觉改变？

由于放射线对舌体、软腭、咽、喉等部位的照射，使味觉细胞受到直接损伤；其他并发症如唾液减少口腔干燥、口腔黏膜炎、食欲减退、疼痛等可以对味觉体验产生影响。放疗期间患者会出现不同程度味觉改变，随放疗进程症状逐渐加重。

这是鼻咽癌放疗常见的不良反应之一，目前使用精确的放疗技术，医生在治疗计划设计时候，在保证控制肿瘤的同时，尽量减少正常组织的照射体积，以减轻放疗不良反应程度。患者注意保持良好的口腔卫生，减少并发症。一般在放疗结束后 2～3 个月，味觉会逐渐恢复。

51. 为什么放疗初期会有腮腺肿胀不适？

腮腺组织对放射线是非常敏感的，受到照射的早期，腮腺导管出现充血水肿，如果此时食用过酸过甜等刺激性的食物或饮料，会刺激腮腺分泌大量唾液，淤积在腮腺导管内不能排出，引起急性腮腺炎反应。

急性腮腺炎发生率不高，通常会在放疗后的几个小时到几天内出现，表现为腮腺区（耳朵下方的面部）肿胀，一般为轻度，有些患者表现比较重，颜面部出现明显肿胀和疼痛。医生会根据情况给予相应处理，一般很快会恢复。

放疗进行 1 周后，腮腺分泌唾液的能力显著下降，即使吃再酸甜刺激的食物，腮腺也分泌不出大量的唾液了。

52. 鼻咽癌患者放疗初期饮食需要注意什么？

放疗刚开始的 1 周内，尤其是最初的 3 天，饮食宜清淡，食物应加工的软烂，更易为人体消化吸收，以减轻胃肠道的负担。同时，尽量避免过酸、过甜的食物、水果和饮料，包括辣椒、花椒等辛辣调料以及食醋等，以减少食物本身刺激腮腺、颌下腺等腺体分泌唾液，从而尽量减轻主要是腮腺的反应（较严重者可以出现腮腺区的肿痛甚至发热等症状）。

53. 急性放射性口腔黏膜炎有什么表现？

放射性口腔黏膜炎一般在放疗进行 1~2 周开始出现，早期症状比较轻，患者感觉口腔干燥、味觉改变，唾液变得黏稠。放疗 3~4 周以后，口腔黏膜充血明显加重，味觉改变加重或消失，口干加重，食物咀嚼吞咽不顺；随照射剂量逐渐增加，口腔黏膜呈弥漫性红肿或伴有溃疡，咽部灼热疼痛，患者只能进半流或流食。放疗至 5~6 周时，溃疡面融合增大，进食和饮水时疼痛会

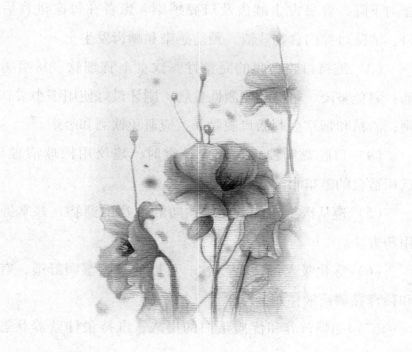

加重，需要使用镇痛药物和相应处理。患者因吞咽疼痛进食困难，需要营养支持。同步放化疗的患者黏膜反应较单纯放疗出现得早，而且程度也严重。不过这些反应都是鼻咽癌放疗期间的正常反应，不必紧张和害怕，医生和护士会根据每位患者的具体情况，积极进行预防和对症处理，尽量把放疗的不良反应降到最低程度。

54. 放射性口腔黏膜炎出现后要注意什么？

（1）维持口腔湿润舒适。经常用清水或淡茶水漱口湿润口腔，注意水分补充；保持室内相对湿度 70% 左右。

（2）保持良好的口腔卫生。由于唾液分泌减少，口腔自洁能力下降，容易发生龋齿及口腔感染。患者在每次进食后要漱口，清除口腔内食物残渣，预防感染和龋齿发生。

（3）维持口腔黏膜的完整性。饮食上宜细软、易咀嚼和吞咽；避免坚硬、粗糙和刺激性食物；刷牙最好使用细小柔软的牙刷；酒精和烟草会刺激口腔黏膜，应避免饮酒和吸烟。

（4）口腔黏膜溃疡、充血较重时，建议用棉球清理口腔，选用适合的漱口水。

（5）遵从医生建议，使用预防和治疗的药物，并掌握正确用药方法。

（6）雾化吸入每日 2~3 次。可以使口咽湿润舒适，有抗炎和稀释黏稠痰液作用。

（7）加强营养和优质蛋白的摄入，维持最佳营养状态，促进黏膜的修复。

55. 常用的预防和治疗放射性口腔黏膜炎的药物有哪些?

临床上比较常用预防和治疗口腔黏膜炎的药物包括以下几种。

(1) 漱口水:根据患者口腔细菌培养结果,选择适合的漱口水如淡盐水、1%碳酸氢钠、0.5%过氧化氢、口泰漱口液、双氯芬酸含漱液、复方维生素 B_{12} 溶液等。

(2) 喷雾剂:金喉健、金因肽等。

(3) 口腔溃疡散或贴膜。

(4) 局部镇痛药:丁卡因糖块,利多卡因混合漱口液。

56. 减轻口腔放疗反应需要患者怎样配合?

鼻咽癌放疗期间,口腔黏膜炎非常常见,反应的轻重与口腔卫生有密切关系。因此,保持口腔处于非常良好的卫生状态,可以减轻口腔反应的程度,减少并发症。由于唾液分泌的减少,口腔的自洁能力下降,患者容易发生龋齿及口腔感染,在每次进食后要及时漱口,清除口腔内食物残渣,防止细菌繁殖,预防感染和龋齿发生。避免进食坚硬粗糙和刺激性饮食,尽量维持口腔黏膜的完整性,减轻或延缓黏膜损伤,避免人为因素加重口腔反应程度。戒除烟酒等不良嗜好,保证充足的营养摄入,维持身体最佳状态，顺利完成治疗。

57. 放疗期间口腔疼痛影响进食怎么办？

（1）医生会根据患者的情况，给予治疗口腔溃疡的药物，从而达到保护口咽黏膜、消炎镇痛、促进溃疡愈合的作用；雾化吸入可以使您的口咽湿润、舒适。

（2）按时服用镇痛药。含有镇痛效果的漱口水在进食前含漱，可以减轻进食不适症状感觉。放疗结束后口腔不良反应症状会逐渐好转。

（3）如果口腔不良反应较重，也不要担心，医生会通过静脉输液或置胃管给患者补充机体所需的营养和能量。

（4）接受放疗前，预计口咽黏膜照射反应比较大的患者，建议尽早采用鼻饲或胃造瘘饮食，以弥补经口进食困难造成的营养不足。

58. 鼻咽癌患者放疗中口腔为什么出现白色斑块样损伤？

在放疗期间，有患者口腔和舌头上会出现白色斑块样的损伤，这可能是口腔出现真菌感染了，需要与放射治疗导致的溃疡鉴别。正确的做法是，用清水

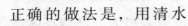
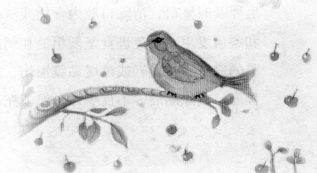

或生理盐水漱口，由医生无菌条件下采集白斑部位的黏膜进行直接真菌涂片或真菌培养，如果检测结果为念珠菌感染，对症用药即可。

59. 放疗中如何做好鼻腔及鼻咽护理？

鼻咽癌患者接受放疗后，鼻咽鼻腔黏膜萎缩、干燥，分泌物变得黏稠，容易形成干痂，不易清除，患者感到呼吸不畅。患者应预防感冒，避免鼻腔鼻窦炎中耳炎的发生；保持居室空气新鲜和相对湿度；干燥季节使用加湿器；做雾化吸入等，减少干痂形成。对于鼻咽癌侵及后鼻孔的患者，放疗导致鼻腔黏膜充血水肿、糜烂、出血，放疗期间即可出现不同程度鼻塞，导致呼吸不畅。当发生鼻塞症状时，应及时查明原因，并且在医生指导下用药，如抗生素眼药水、麻黄素滴鼻剂、糜蛋白酶、薄荷油滴鼻剂或含有激素的滴鼻剂等，可以起到消炎、收缩鼻甲、消除黏稠分泌物、湿润鼻腔、减少渗出以及防止粘连的作用。如果分泌物多或大量干痂的患者，应当在医生护士指导下进行鼻咽冲洗，禁止抠鼻。

60. 急性放射性皮炎有什么表现？

放疗期间，照射区域皮肤因射线影响会出现一定的放疗不良反应。其不良反应程度与照射剂量、照射面积、部位及个体差异等因素有关。一般在放疗开始2~3周出现，接受治疗范围的皮肤会变红，情况和晒太阳后反应一样；皮肤出现干燥、发痒、轻微红斑，毛发会有脱落。随放疗继续，症状会逐渐加重，如色素沉着、干性脱皮、红斑区皮肤疼痛；部分患者发展为皮肤皱褶处出现湿性脱皮。不过不用担心，在放疗开始前，医生和护士会向患者介绍照射区皮肤保护的相关知识，帮助您减轻放疗不良反应，度过反应期。

61. 如何保护照射区域内的皮肤？

（1）保持皮肤清洁干燥，减少摩擦和理化刺激。可用温水温和清洗；不能使用碱性肥皂或刺激性洗涤用品，更不能用力搓洗。

（2）放疗期间穿纯棉柔软衣服，无领开衫，减少刺激穿脱方便。颈部照射的男士不穿硬领衬衫、不打领带保护颈部皮肤。

（3）照射野区域避免使用酒精、碘酒、胶布及化妆品；避免冷热刺激，不能使用冰袋和热水袋。

（4）充分暴露照射区域的皮肤，不要覆盖或包扎，出现局部瘙痒不要抓挠，避免人为因素加重反应程度。医生会根据具体情况指导患者用药。

（5）剃除毛发时，使用电动剃须刀，当皮肤出现脱皮或结痂时不要撕剥，避免造成局部损伤。

（6）出现皮肤色素沉着不需特殊处理，放疗结束后皮肤颜色会逐渐恢复正常。

62. 出现放射性皮炎后怎样应对？

（1）出现症状：皮肤瘙痒，出汗少，暗色红斑，干性脱皮。

护理措施：局部用薄荷淀粉，起到清凉止痒作用，不要用手挠抓，以免造成损伤。保持皮肤清洁干燥。

（2）出现症状：红斑、水肿、皮肤破损湿性反应。护理措施有如下几方面。

1）局部涂复方丁卡因乳，每日4~6次，清凉止痒、缓解疼痛症状。减轻局部炎性反应，促进皮肤愈合。充分暴露不包扎不覆盖。

2）金因肽局部喷涂，加速创面愈合。

3）密切观察局部皮肤反应变化，必要时应用抗生素预防感染。

4）调整全身营养状况，促进破损皮肤修复。

（3）出现症状：水肿加重，皮肤破损面积广泛，有出血。护理措施：对症用药，局部清洁，必要时暂时停止放疗。待照射野皮肤炎性反应好转后再继续治疗。

63. 常用的预防和治疗放射性皮炎药物有哪些？

临床针对放射性皮炎的常用药物，主要作用是减轻症状，促进受损组织修复。

（1）预防性药物：复方丁卡因乳。

（2）治疗性药物：薄荷淀粉、复方丁卡因乳、金因肽喷剂、复方维生素 B_{12} 溶液、湿润烫伤膏等，建议在医生指导下使用。

64. 照射区域皮肤可以按摩和热敷吗？

不可以。照射区域的皮肤是不能用力按揉，而且严禁冷、热敷的。应避免按揉和冷、热的不良物理刺激，这些举措会加重照射野内局部的皮肤反应，甚至可能会造成局部皮肤的破损，严重的话将不得不中断放疗，如果放疗的连续性受到影响，则放疗的疗效将会明显减低。

65. 照射野皮肤可以贴膏药、埋耳针、针灸吗？

照射区域以及邻近区域的皮肤禁忌贴膏药、埋耳针以及扎针灸。因为埋耳针和扎针灸会直接造成局部皮肤软组织破损，而在揭去膏药时也不可避免地会造成局部皮肤的破损甚至感染，严重者将不得不中断放疗。如果放疗的连续性受到影响，则放疗的疗效将会明显减低。因而这些中医治疗手段对于头颈部放疗患者是不适用的，而且是绝对禁止的。

66. 放疗期间能不能洗头、洗澡？

如果病情允许，放疗期间是可以洗澡、洗头的，保持照射区域皮肤清洁有利于减轻皮肤反应程度，可在较高室温的前提下（尽量避免受凉），但水温不能太热，用清水适当冲洗即可。如需要可以选用温和无刺激的浴液和洗发水，比如婴幼儿的沐浴产品即可。照射区域皮肤不能用力搓揉，注意维持皮肤完整性。

特别提醒您注意：医生在放疗定位时会用皮肤墨水在您的皮肤上画上标记线，以确保每次放疗定位的准确。所以这个标记非常重要，如果洗澡后或擦身后标记变浅或模糊，请及时告诉主管医生，由医生标画皮肤，切勿自己尝试描画。

67. 放疗结束后皮肤还要特别保护吗？

皮肤还是需要特别保护的，虽然放疗引起的皮肤损伤，在放疗结束后会逐渐恢复，但恢复时间的长短是有个体差异的，与接受放射治疗的射线种类、照射剂量，以及患者遵循医生建议的依从性等因素有关。照射区域皮肤抵抗力比较低，需要较长时期的特别呵护。比如，天气炎热防止强烈阳光的暴晒，外出时注意遮阳防晒（遮阳帽、伞）；寒冷天气外出时，注意头颈部保暖，避免受凉。

68. 为什么放疗期间每周要进行血象监测？

　　每周进行血象监测是非常重要的。因为放疗和化疗都会使骨髓造血系统受到影响，引起骨髓抑制，外周血主要表现为白细胞和血小板计数减少。白细胞计数减少时，身体抵抗力随之下降，容易发生感染；血小板计数减少使机体凝血功能受到影响，凝血时间延长，容易出血等。每周进行血象的检测可以及时发现血细胞的变化，并观察有无感染、出血倾向，以便及早对症处理，保证治疗的顺利完成。

69. 放疗期间白细胞计数减少怎么办，需要停止放疗吗？

　　放疗期间白细胞计数减少的情况比较常见，但多数患者白细胞计数减少的程度都比较轻微，而且下降过程也比较缓慢，对治疗的影响较小。还有些患者在放疗前或者放疗期间同时接受化疗，这种情况下对血象影响较大，有时会出现Ⅲ~Ⅳ度的骨髓抑制，白细胞计数可能会减少到一个比较低的水平。这种情况下，医生会给予药物治疗，患者也要加强营养供给，尽快恢复白细胞、血小板计数水平，纠正贫血等。Ⅳ度骨髓抑制：需要暂时停止放疗，待骨髓功能恢复后再进行放疗。

70. 放疗期间为什么每周要测体重？

　　鼻咽癌放疗的患者由于疾病原因以及放、化疗反应，影响进食或使进食质量明显下降。首先表现的就是患者体重下降。体重下降预示患者可能出现营养摄入的不足，有可能导致贫血、低蛋白血症等直接影响治疗效果的情况出现。另外，体重下降对治疗的精度也有较大的影响，特别是做调强适形放射治疗的患者，要求的精度非常高，体重下降可导致固定效果变差，也会影响治疗效果。所以，如果出现体重下降，患者应该注意饮食结构，不能只吃素食和淀粉类食物，建议增加高蛋白、高热量、高纤维素饮食，保证营养，维持体重。

71. 放疗期间饮食上有禁忌吗？

　　患者在放疗期间，由于疾病本身原因以及肿瘤的治疗会使机体消耗更多的能量，体重下降的情况比较常见。特别是头颈部的放疗，当出现口、咽黏膜反应，如口干、味觉改变，咀嚼吞咽疼痛，出现食欲缺乏，进食量明显减少，建议患者摄入高蛋白、高热量、高维生素的饮食，如蛋类、各种瘦肉、海产品、豆制品及新鲜果蔬；尽量不减少每天的进食总量，以保证机体处于正常的营养状态，顺利完成治疗。不忌口、不挑食、均衡饮食是肿瘤患者饮食的基本要求。

72. 鼻咽癌患者放疗期间饮食上要注意什么？

（1）放疗开始的 3~4 天内，饮食宜清淡、无刺激，避免酸、甜的食物和饮料，以减少唾液分泌，减轻腮腺不良反应症状。

（2）当口干症状出现时，饮食以细软易咀嚼的软食和半流质饮食为主，饮水或汤类有助于吞咽。吃些生津止渴、养阴清热食品果蔬；可以配合中药饮片如胖大海、菊花、麦冬、洋参片等泡水饮用。

（3）有咀嚼或吞咽疼痛的时候，宜吃煮炖蒸等易咀嚼吞咽半流食，如粥、蛋羹、面片及糊状食品；将鱼、肉（或肉松）、蔬菜等搅碎加入其中食用。

（4）建议患者少食多餐，可以吃一些喜欢的零食；奶酪、酸奶、冰激凌等清凉食品也是不错的选择。

73. 放疗期间出现大便干燥要注意什么？

一部分患者放疗期间会出现大便干燥，其影响因素有几个方面：放疗后患者食欲缺乏、进食疼痛使进食量减少；卧床时间多活动量减少，使肠蠕动减慢；膳食中蔬菜和纤维素摄入量减少；有些患者行放疗同步化疗，使用了镇吐药物后会出现大便干燥。镇吐药可以抑制化疗后的恶心和呕吐，但是镇吐药物还有不良反应，就是便秘和腹胀等，便秘在停药后就会逐渐消失。如果便秘非常严重，应该在医生指导下使用一些通便药或使用开塞露等外用药解决问题。平日应该注意饮食中应多进食富含纤维素的食物，以创造正常的胃肠环境；多饮水的同时还要减少卧床，增加活动和锻炼的时间。

74. 鼻咽癌患者可以吸烟、饮酒吗？

鼻咽癌放疗期间，鼻咽、口咽、口腔黏膜出现炎性不良反应，患者感到口腔干燥、味觉改变、进食疼痛等一系列不适症状。酒精和烟草会对口腔黏膜产生不良刺激，从而加重不良反应症状和不良感受的体验。所以，鼻咽癌患者放疗期间应当禁止吸烟和饮酒，即使放疗结束也建议戒烟戒酒。

75. 放射治疗鼻咽癌的疗效如何？

鼻咽癌对放疗敏感，一直以来，鼻咽癌的治疗效果都很好，有了调强放疗后，不但疗效进一步提高，而且不良反应明显减少，严重的口干几乎见不到了，大多数口干都在放疗后 1~2 年内恢复到正常或者能够耐受了。

76. 鼻咽癌的病理类型与放疗疗效有关系吗？

鼻咽癌的病理类型中绝大部分是鳞癌，而且是低分化鳞癌，所占比例达到 90% 以上，所以单从病理类型以及分化程度来分析其对预后的影响，在鼻咽癌患者中不像其他肿瘤如肺癌、食管癌那么明显。总体上绝大部分鼻咽癌对放射治疗都非常敏感,进而转化为较高的疗效,这也是鼻咽癌首选放疗的原因之一。

77. 鼻咽癌患者在放疗结束时还有肿瘤残存怎么办?

鼻咽癌放射治疗结束后,大约有 70% 的患者的肿瘤完全消失,这个疗效的判断是结合治疗末期的鼻咽及颈部磁共振、颈部 B 超、鼻咽腔镜检查后由主管医生做出的判断。放疗后从肿瘤的缩小到消失需要一定的时间,所以能反映放疗最终近期疗效的最佳时间点在放疗结束后 3 个月左右。因此,治疗结束后,如果有肿瘤残存,也不要太着急,主管医生会根据检查结果给患者一个判断和建议,对于一些小的肿瘤残存,观察一段时间后就可以完全消失,不需要进一步治疗。对于较大的肿瘤残存,医生会根据情况给患者提供进一步治疗的建议。

78. 对鼻咽癌患者为什么不首选手术治疗?

鼻咽癌生长在鼻咽腔,鼻咽腔位于头部的中央,周围被非常重要的结构包绕着,这些结构支配着如视力、语言、进食、听力等非常重要的功能。在鼻咽黏膜的下面就是颅底,而且在颅底有很多孔联通大脑组织和鼻咽腔,鼻咽癌细胞很容易通过这些孔道侵犯脑组织;另外,鼻咽癌还有一个特点,颈部淋巴结转移率高,上述鼻咽癌生长的部位、侵犯特点以及转移特点,决定了对于鼻咽癌来说,如果采用手术治疗,会因为手术空间小,不容易切除干净，达不到根治的目的，而且需要切除的组织太多，无法很好地修补，手术后患者的生活质量非常差，美容、进食、语言功能都可能受到严重影响。所幸的是，鼻咽癌对放疗敏感，放疗能够根治大部分鼻咽癌。所以，鼻咽癌不首选手术，而首选放疗。

79. 何种情况下，鼻咽癌的治疗需要外科医师的参与？

对于鼻咽癌的治疗来讲，有以下 4 种情况需要外科的帮助。

（1）在接受根治性放疗后，有颈部淋巴结残存，再经过 2~3 个月观察，肿大的淋巴结仍然存在，就需要请外科医师进行残存淋巴结的切除术。

（2）放疗结束时，鼻咽部原发肿瘤有残存，而且残存肿瘤非常局限，没有深部组织受侵，在鼻咽黏膜面上也比较局限，也可以考虑请外科医师手术或者内镜下手术切除。

（3）经过根治性放疗后，在随访期间出现复发，而且复发病变比较早，或者是颈部淋巴结的复发，也可以考虑手术治疗。

（4）若出现承重骨（椎体）转移、病理性骨折、压缩性骨折、压迫脊髓等情况，需要骨科医师帮助固定转移骨骼，解除压迫，虽然这些状况比较少见，一旦出现需要做的不是治疗肿瘤而是挽救功能。

80. 放疗不良反应可以预防或减轻吗？

放疗的不良反应分为急性反应和晚期并发症，与照射的部位、剂量的大小、照射范围以及是否联合同期化疗有密切关系。放疗科医生在给患者治疗时，除了追求最佳的控制肿瘤效果外，同时也会特别关注降低放疗不良反应，从而提高患者的生活质量。通常会采取先进的放疗技术，准确设定治疗范围，对正常组织加以很好的保护，使不良反应发生的概率和严重程度降至最低。在治疗过程中，也会给予相应的处理和支持治疗，减轻放疗的不良反应，保证绝大多数患者能够顺利完成放疗。放疗的急性不良反应，如白细胞计数减少给予升白细胞药物，放射性皮炎给予复方丁卡因乳剂，口腔黏膜炎给予加强口腔护理以及适当的医疗干预会减轻症状。晚期不良反应如肌肉和皮下组织的纤维化等，可以通过加强功能锻炼，预防和减轻发生的严重程度。

81. 为什么放疗期间患者的营养支持特别重要？

由于鼻咽癌生长部位的特殊性，一部分患者进食能力下降甚

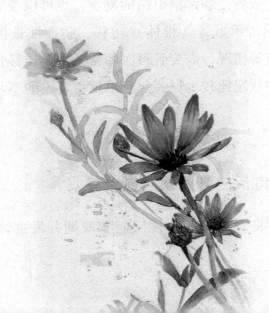

至不能进食。放疗开始后患者出现食欲下降，由于口咽黏膜炎的出现，口腔疼痛、吞咽疼痛，严重影响进食，导致体重减轻，营养不足。放疗患者营养不足的危害主要表现在以下几个方面。

（1）机体合成红细胞和血红蛋白的原料减少，会出现贫血，引起血液运送氧气的能力下降，肿瘤因此而缺氧，而缺氧的肿瘤细胞对放射线非常抗拒，影响疗效。

（2）身体抵抗力下降，易患感冒等，出现发热导致放疗中断，影响疗效。

（3）免疫力下降后，机体抵御肿瘤细胞侵袭的能力下降，容易出现远处转移。

（4）营养不良会出现体重下降，消瘦后肿瘤与周围正常组织的相对关系发生改变，导致实际治疗剂量与事先计划的剂量不一致，使肿瘤控制率下降或正常组织损伤加重。

82. 营养好，肿瘤会长得更快吗？

有患者担心"营养好，肿瘤会长得快"，这种担心大可不必，到目前为止没有证据表明营养支持会促进肿瘤生长，相反，营养支持可以改善患者营养状况，提高机体免疫力、维持体力，更好地耐受抗肿瘤治疗，顺利地完成治疗，达到预期的治疗效果。

83. 营养支持有哪几种？

营养支持有两种途径，肠内营养和肠外营养。

肠内营养：是经口服、鼻饲、胃造瘘等方式经过胃肠消化吸收获得人体需要的营养物质。可以充分利用健康的胃肠道来消化和吸收，获得全面和足够的营养物质。肠外营养：也称静脉营养，是经静脉输液将营养素输入体内，如葡萄糖、氨基酸、脂类、维生素、蛋白质水解物、微量元素等。肠外营养适用于胃肠道消化吸收功能障碍的患者，或肠内营养不足的补充，费用高，长期使用肠外营养，会造成肠道屏障功能低下，导致感染等并发症发生。

84. 为什么鼻咽癌放疗患者适合肠内营养?

鼻咽癌患者胃肠道消化吸收功能正常，是因为肿瘤原因和放疗引起口咽黏膜炎造成进食疼痛、吞咽困难，致使进食量减少不能满足身体营养的需要。鼻饲或胃造瘘饮食营养比较适合头颈部放疗患者。其优势在于通过鼻饲或胃造瘘喂食，可以跨越肿瘤和黏膜炎区域，直接将营养物质送达胃内，避免了进食疼痛，减少患者痛苦，同时能够保证足够的营养供应。

85. 置入营养管会不会影响放疗效果?

通常情况下，置入营养管是不会影响疗效的。通过营养管路可以保证患者营养物质的供给，改善患者营养状况，维持体力，保证放疗的连续性，从提高机体抵抗力，有提高疗效的作用。

86. 鼻饲饮食是怎么回事？

鼻饲是将导管经鼻腔插入胃内，从导管灌注营养丰富的流质食物、水和药物的方法，从而给不能由口进食的患者以营养丰富的流质饮食，以保证患者摄入所需的营养物质。

87. 头颈部放疗患者为什么要置鼻饲管？

对于头颈部肿瘤放疗患者，安置鼻饲管主要出于以下考虑。

（1）疾病本身原因引起进食受限或不能经口进食。

（2）放疗后黏膜炎性反应，患者经口进食疼痛，进食量减少，甚至不能进食。

（3）通过鼻饲饮食可以将营养物质跨越肿瘤和反应区域直接送达胃内，以保障患者放疗期间所需要的营养。

（4）对于鼻咽部肿瘤表面坏死、溃疡或出血的患者，安置鼻饲管需谨慎，以免胃管刺激摩擦肿瘤局部引起出血。

88. 鼻饲饮食有什么要求？

（1）鼻饲的营养液原则上要求为无渣的液体，如牛奶、豆浆、米汤、浓肉汤、鸡汤、鱼汤、新鲜果汁、菜汁等。

（2）每日鼻饲液种类以丰富为宜，不宜拘泥于同一类营养液。

（3）鼻饲原则为少量多次，以每次 200~300ml 为宜。患者个体差异大。

每日摄入量的多少以患者具体的耐受程度为准并遵医嘱。注意：牛奶、豆浆易产气，卧床患者应尽量避免饲入。

89. 鼻饲喂食注意事项是什么？

（1）体位：鼻饲过程中应保持坐位或半卧位，以避免营养液反流。鼻饲后建议下地稍做活动。

（2）温度：不可过凉或过热，以 38~40℃ 为宜。

（3）速度：由慢到快，以患者能够耐受为宜。

（4）浓度：营养液由稀到浓，以患者能够耐受为宜。

（5）喂食量：每次 200~300ml。

（6）时间：每次鼻饲间隔 2 小时左右。

90. 鼻饲患者如何预防感染？

（1）营养液应现用现配，开启的瓶装营养液，最好 24 小时内用完。

（2）鼻饲喂食方法有两种，注射器推注或喂食袋滴注，使用的餐具、灌注器、喂食袋应注意清洁卫生，每次使用后要清洗干净，以免留有食物残渣产生细菌。造成胃肠道感染。

（3）鼻饲后出现恶心、呕吐、腹痛、腹胀等不适，应及时告知医生。

（4）患者虽然不经口进食，仍需每日刷牙、漱口，保持良好的口腔卫生。

91. 如何防止鼻饲管堵塞？

（1）造成鼻饲管堵塞因素：鼻饲管腔过细、营养液过稠、不匀、凝块、固体硬块，营养袋输注速度过慢等。

（2）怎样防止鼻饲管堵塞：①将配制好的营养液，滤过成无渣的液体再行灌注，以免堵塞胃管；②每次鼻饲前、后用注射器抽取 30~50ml 温水冲洗胃管；③使用营养袋灌注，同样在滴注营养液前、后用温开水冲洗胃管以防堵管。

92. 如何防止鼻饲管脱出？

（1）鼻饲置管后首先要妥善固定。根据患者情况选择适合的固定方法。

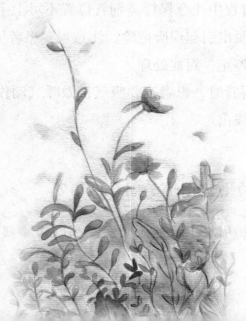

（2）患者日常活动要注意保护胃管，在翻身或做治疗时防止扭曲、折叠、受压或脱出。特别注意在睡眠、翻身和穿脱衣服时防止将胃管拔出。

（3）平时注意保护固定胃管的胶布，尽量避免污染潮湿。固定胃管的胶布潮湿后黏着力下降，要及时更换。

（4）线绳固定胃管注意打结牢固，松紧度适宜。防止过松起不到固定作用造成脱管，过紧引起患者不适。线绳固定比较适合头颈部放疗患者鼻饲管固定。

93. 如何防止鼻饲误吸？

（1）误吸有哪些表现：鼻饲过程患者出现呛咳，咳出鼻饲营养液样物质，憋气呼吸急促考虑有误吸，立即停止灌注紧急施救。

（2）如何防止误吸

1）鼻饲过程中应保持坐位或半卧位，以避免营养液反流。

2）鼻饲过程中注意保持鼻饲管位置不可上下移位，防止胃管移位或位置脱出引起误吸危险。注意观察患者反应，如有上述误吸症状立即停止，对症处理。

3）拔除胃管时，患者不要吸气，做呼气动作或屏住呼吸瞬间医生将胃管拔出。

94. 经皮内镜下胃造瘘是怎么回事？

就是在内镜引导下，造瘘管经腹部皮肤穿刺直接进入胃里，造瘘管可以直接喂食给患者胃肠营养支持。

95. 胃造瘘在肠内营养中有什么优势?

对于各种原因长期不能经口进食的患者比较适用。优势有如下几点。

(1) 胃造瘘置入管路可供长期使用，经济实用。

(2) 可降低误吸的危险。

(3) 维护患者形象。

(4) 方便家庭护理。

96. 造瘘管使用注意事项有哪些?

(1) 注意观察造口处皮肤，有无感染征象。如渗液、皮肤敏感、肿胀或发红。如果发现其中任何一种征象请告知你的医师。

(2) 患者出现不适症状，如恶心、呕吐、腹痛或腹泻，请告知医生。

(3) 喂食完成后请将帽封上。

(4) 为确保造瘘管不发生移动，固定造瘘管皮肤固定垫。不让管子打折或夹闭导管。

97. 注射器喂食方法介绍

使用注射器，可在短时间内输入大量营养物质，一天数次。

（1）把造瘘管接头帽打开。

（2）将注射器与接头紧紧地连接，先注入 30~50ml 的温水冲洗管道。

（3）再用注射器注入规定量的食物，水或药物。

（4）每次喂食完毕，用注射器注入 30~50ml 温水冲洗管道以防阻塞。

（5）夹闭管路开关，扣紧接头帽。

（6）清洁管路外面及接头并妥善固定。

（7）营养输入前每次都要注意造瘘管是否在合适位置。注意保护管路，防止造瘘管受到过大外力，导致组织损伤，造瘘管移出或损坏等。

98. 胃造瘘饮食有哪些要求？

需将各种富含营养的食品，经食品料理机打碎成食糜，避免坚硬以及大块食物堵塞管路。由于进食方式的改变，需要机体逐步适应，开始阶段应少食多餐。具体食谱及食疗方可参照经口进食的要求处理。

99. 胃造瘘给药注意什么？

（1）可以通过造瘘管给予药物。如果可能的话，请尽量用液体药。如果没有液体药，把片剂碾碎，然后溶入 30~50ml 温水里后使用。

（2）不能溶解的药物严禁通过造瘘管给予，防止药物沉淀产生堵管或腐蚀导管。

（3）给药前、后均要用30~50ml温水冲洗管路。

100. 如何清洁造瘘管路？

（1）内管路冲洗：用注射器注入温水冲洗管道。每隔8小时及每次喂食前、后要用30~50ml温水冲洗造瘘管。

（2）管路外露面清洁：将营养管夹闭。用容器盛清水清洁外露段管路及连接接头。把戴帽的接头没入盛有容器中，洗掉所有残留物。清洁后将接头帽盖紧。注意：防止拖拽造成脱管或移位。

101. 造瘘管及皮肤如何清洗？

（1）用物准备：肥皂、清水、棉签及脸盆等。清洗每天1~2次。

（2）把造瘘管皮肤固定垫上固定夹打开，记录皮肤处造瘘管刻度。

（3）用肥皂和水清洗接触造瘘管及其附近的皮肤，特别注意固定垫底下的区域。可以用棉签擦拭造瘘管及附近皮肤上的污物。最后用清水仔细冲洗上述区域。让接触造瘘管处的皮肤在空气中晾干。

（4）检查皮肤有无感染迹象。这类感染征象包括渗液、皮肤过敏、肿胀或发红等。如果发现感染征象立刻与您的医师联系。

（5）清洗完毕将固定垫及固定夹放回原处。

（6）注意：造口局部不推荐用敷料或绷带，最好让其暴露在空气中。

102. 造瘘管的意外脱落怎么办？

胃造瘘管要特别注意加强固定和保护，防止拖拽、牵拉造成脱出，必要时可用腹带包扎、固定，双手可以进行保护性约束。同时要叮嘱患者翻身动作一定要轻柔。如果不慎造瘘管脱落，保留造瘘管，立即用无菌纱布包敷造瘘口，并立即与医师联系，居家患者立即到医院就诊处理，尽快送胃镜室重新置管。

103. 造瘘管周围渗液怎么办？

腹压增大时，容易出现食物反流情况，造瘘管周围可出现渗液。如果咳嗽时，应取坐位，用双手按压保护造口处，可以减轻外渗和反流。及时清理渗液，保持造口周围皮肤清洁干燥，造瘘口周围皮肤清洁后可以用氧化锌软膏外用，防止感染。如果造瘘口渗液比较多请及时与您的医生联系，家居患者尽快到医院就诊处理。

104. 造瘘术后饮食时间和喂食量有什么要求？

（1）术后禁食水三天。

（2）第四天开始由造瘘灌注水，150~250ml/2h。

（3）如无不适，第五天开始注入无粒米汤，150~250ml/2h。

（4）五天后，米粥（浓度由低逐渐增高）、果汁、肉汤等。

（5）喂食从少量低浓度开始，逐渐增加量及浓度。

（6）每次喂食300ml左右，温度38~40℃，间隔2小时。

（7）每次注入食物后再用30~50ml温水冲洗造瘘管，以保持管道内清洁，防止营养物存积引起阻塞或滋生细菌。

105. 胃造瘘后管路堵管怎么办？

为了防止管道被食物或药物阻塞，每次喂食后需用盛有30~50ml水的注射器冲洗管路。如果管道完全堵塞应用如下方法进行解决。

（1）用注满温水的60ml注射器冲洗管道。注意：除了水之外，不要用任何东西冲洗管道。

（2）按摩管道或轻轻挤压帮助解除梗阻。注意：不要太用力挤压管道。

（3）如果梗阻仍不能解除，请与您的医生联系。

二、营养与饮食篇

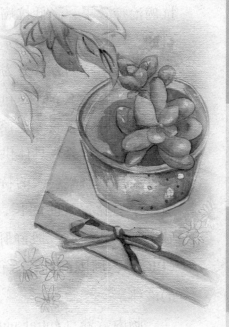

106. 什么是营养治疗？

是通过饮食指导、营养补充及肠内肠外营养支持等途径预防和治疗营养不良、调节免疫代谢。最终达到改善营养状况，增强抗癌治疗效果，降低抗癌治疗的不良反应，提高患者生活质量的目的。

营养治疗的方法分为肠外营养支持与肠内营养支持两种。

肠外营养（parenteral nutrition）是指营养从肠外，如静脉、肌肉、皮下、腹腔等途径供给，以静脉为主要途径，故肠外营养也称为静脉营养。具体供给途径包括：中心静脉（腔静脉）：具有管腔粗、血流量大的特点，输入高渗液时对静脉壁的刺激小，适用于静脉置管时间长，需输入高浓度的液体。可经锁骨下静脉、颈内外静脉、股静脉置管，也可经周围静脉中心静脉置管（PICC）；周围静脉：管径细，血流小，只能输入以等渗液为主的液体。

肠内营养（entral nutrition）是指经胃肠道用口服或管饲来提供代谢需要的营养基质及其他各种营养素的营养支持方式。肠内营养的种类包括口服日常饮食、匀浆饮食及管饲混合饮食以及整蛋白质配方饮食。

107. 什么是营养不良？

因急性或慢性能量、蛋白质或其他营养素缺乏，伴随或不伴随炎性反应，导致机体组成改变或功能下降甚至临床结局改变的疾病状态。常见的营养不良包括蛋白质能量营养不良（PEM）及微量养分营养不良。蛋白质能量营养不良是指体内能量和蛋白质的可利用量或吸收量不足。微量养分营养不良是指一些必需营养素的可利用量不足，例如身体内少量而不可或缺的维生素和微量元素。微量养分缺乏常可导致各种各样的疾病和削弱身体的正常功能。鼻咽癌患者放疗期间出现的营养不良多是由于蛋白质以及能量消耗过多且摄入不足造成的蛋白质能量营养不良。

108. 确诊肿瘤后如何营养？

营养良好对肿瘤患者来说尤为重要。因为疾病本身和治疗都会改变患者的饮食习惯。确诊肿瘤后，应在医生和营养师的帮助下，制订自己的营养计划，进行健康饮食。提供机体对抗肿瘤所需营养素的食物。这些营养素包括：富含优质蛋白质的鸡、鸭、鱼、肉、蛋、奶、大豆类；能量主要来源的谷类食品；适量的油脂类和富含丰富维生素、矿物质的新鲜水果和蔬菜以及适量的膳食纤维等。把一日三餐合理搭配好，每餐饮食品种要丰富。营养始终贯穿于整个抗肿瘤治疗当中，保持体力和能量，维持体重和营养素的储备、降低感染风险、促进伤口愈合和机体康复。

109. 如何判断营养状况？

患者大概可以自行判断其营养状况，一是看食量；二是看体重。

由于治疗或其他原因最近饮食量减少了，有的比原来少了1/3，有的减少了一半，出现这种情况的原因可能跟治疗有关，影响了进食。这种情况患者要向主管医生说明或咨询临床营养师，请求他们的帮助，用改变饮食质地或增加口服营养补充来改善营养，增强体质，顺利完成抗肿瘤的治疗。

体重也是反应营养好坏直观的指标（前提是没有水肿或水潴留）。体重下降，反映的是有一段时间你的饮食摄入不足了，不要等到体重下降了才重视自己的营养。从饮食量开始减少就要重视。

患者也可简单地用这个公式计算：身高－105＝得到的值，和你现在实际体重相比较，就能看出体重是不是达标，如身高160～105＝55千克，±10%都正常，也就是49.5～60.5千克都算正常。也可用BMI＝体重（千克）÷身高（米）^{2}正常值为18.5～23.9。简单自评后，大概能看出有没有营养不足。但为了更客观的判断是否存在营养不良风险，临床营养师要通过全面的营养评估，根据评估结果进行营养诊断。如果患者存在营养不足，会给患者进行营养指导并制订个体化的饮食及营养治疗方案。

110. 如何判断自己是否营养不良，应该怎么办？

食欲不好时，身体没有获得足够的热量或蛋白质。身体开始利用储存的热量和蛋白，你会注意到脂肪和肌肉的丢失，表现在身体乏力、体重下降。如果出现以上情况，就要注意有发生营养不良的风险，会对患者的治疗带来影响。在这种情况下可由营养师对你目前的营养状况进行评估，包括详细的膳食史、体重变化、体成分分析以及血液检测。评估诊断后，营养师会给你制定个性化的营养治疗方案。

111. 什么时候开始加餐？

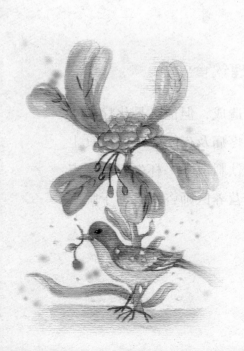

鼻咽癌患者放疗开始后，随着剂量的累积，逐渐出现吞咽疼痛的放射性口腔炎、口腔溃疡和食管黏膜炎的症状，导致患者不能正常饮食，能量和蛋白质等营养物质摄入不足，进而导致体重降低，严重者体重下降超过放疗前体重的10%，同时可能合并贫血，严重影响放疗的疗效。因而治疗期间，特别是治疗开始2周后，通常建议患者增加进食的总量和进餐的次数，每天可

63

以上下午以及睡前各增加一次进餐，从而更及时更高效的补充机体所需的热量和蛋白质来帮助维持体重并尽快康复。

112. 鼻咽肿瘤患者如何进行营养调理？

鼻咽肿瘤患者一般是采用放疗手段，治疗期间副作用较大，如吞咽困难、咽干疼痛等，所以营养不良发生率较高，饮食调理上有必要进行营养干预，应以流食或半流食为主，食物选择以普通饮食和肠内营养相结合，既能满足机体营养需求又能很好的耐受。当患者胃肠功能存在，但不能或不愿进食以满足自身营养需求时应考虑通过各种途径单独给予肠内营养。可采用高蛋白、高热量、高维生素饮食，鼻饲管注入流质饮食、口服匀浆等营养支持、胃造瘘营养支持、空肠造瘘管营养支持等都会取得良好效果。让患者顺利完成放疗。患者早干预早受益并有必要取得营养师的支持。

113. 睡眠不好的癌症患者如何调理饮食？

肿瘤患者失眠很常见，由各种因素造成，但他又是化疗的常见副作用，常伴随尿频、恶心、呕吐、疼痛及夜间盗汗。饮食上调理如下：睡前饮用温热的不含咖啡因饮料或喝一杯牛奶加糕点或饼干。如果饮食调理欠佳，向医生或营养医师咨询有助于睡眠的药物。

114. 口干吃点什么食物好？

小口细嚼，进食冷藏或室温下柔软的湿润食物，尝试水果和蔬菜、煮得较嫩的鸡肉和鱼肉、精加工的谷类、棒冰、冰沙和混合沙拉。避免容易黏在上颚的食物如花生酱或软面包；食物中加入黄油、花生酱、肉汤、酸奶、牛奶和水以使其湿润；将干的食物蘸水或浸泡入液体后再食用。咀嚼无糖的口香糖以刺激唾液分泌。限制过咸和辛辣食物。营养补充剂，多吃水果等生津食物，可白萝卜和梨煮水喝。

115. 口干的营养调理？

为降低口干的感觉可口含冰块、咀嚼口香糖、饮用淡茶、柠檬汁或高热量饮料等，避免调味太浓的食物，如太甜、太咸或太辣的食物；含酒精的饮料亦应避免。食物应制成较滑润的形态，如果冻、肉泥、菜粥等；亦可和肉汁、肉汤或饮料一起进食，有助于吞咽。可食用多汁的水果、蔬菜如梨、荸荠、藕、桃、苹果、瓜类等。常漱口但不可滥用漱口药水，保持口腔湿润，防止口腔感染，亦可保护牙齿。避免用口呼吸。

116. 味觉改变如何调理？

肿瘤通常会降低味蕾对甜、酸的敏感度，增加对苦的敏感度。糖或柠檬可加强甜味及酸味，烹调时可多采用。避免食用苦味较强的食物，如芥菜等。选用味道较浓的食品，例如：香菇、洋葱等。为增加肉类的接受性，在烹调前，可先用少许酒、果汁浸泡或混入其他食物中食用。经常变换食物质地、菜色的搭配及烹调方法等以增强嗅觉、视觉上的刺激，弥补味觉的不足。若觉得肉类具有苦味，可采冷盘方式或用浓调剂来降低苦味，亦可用蛋、奶制品、豆类、豆制品或干果类取代之，以增加蛋白质摄取量。

117. 吞咽困难选择什么食物好？

正餐或点心尽量选择质软、细碎的食物，例如：绞肉泥、蒸蛋等并以勾芡方式烹调，或与肉汁、肉汤等同时进食可帮助吞咽，亦可制成容易进食的形态，如：果冻类、布丁类、泥糊状、液态类。如果不能摄入足够食物以满足需求，请使用肠内营养补充剂。

118. 食欲缺乏怎么办？

少食多餐，提供高热量、高蛋白饮食、点心、饮料或尝试用各种温和的调味料，经常变化烹调方式与形态，注意色、香、味的调配以增加食欲。尽量少由患者自己烹调油腻的食物，否则可能影响食欲。用餐前做适当的活动或使用少许开胃、助消化的食物如山楂、鸭肫、麦芽、萝卜、山药、刀豆、酸奶等。放松心情，适当运动，如果没有改善，医生会给你服用一些助消化或增加食欲的药物，或补充适量的维生素、矿物质，以保证营养需要。

119. 如何合理安排饮食与化疗的时间？

化疗用药当天，将早餐提前、晚餐推后，避开反应时间进餐，可避免或减轻发生恶心、呕吐等消化道反应。另外，化疗期间要采取早餐进食清淡的食物，量取平时的一半，1~2小时后进行静脉化疗，可有效减轻化疗所致的恶心症状。如果恶心、呕吐、食欲缺乏等反应较重可请医生开些对症的药物。

120. 放化疗导致的恶心、呕吐怎么办？宜吃哪些食物？

（1）可饮用清淡、冰冷的饮料，食用酸味、咸味较强的食物可减轻症状。

（2）避免太甜或太油腻的食物。

（3）在起床前后及运动前吃较干的食物，如饼干或吐司面包可抑制恶心，活动后勿立即进食。

（4）用餐时，先食用固态食物，再食用液体汤汁或饮料。

（5）避免同时摄入冷、热的食物，易刺激呕吐。

（6）少量多餐，避免空腹，胃部空空会使恶心症状更严重。

（7）饮料最好在饭前 30~60 分钟饮用，并以吸管吸食为宜。

（8）在接受治疗前 2 个小时内应避免进食，以防止呕吐。

恶心、呕吐患者适宜的食物：烤馒头、花卷、包子、松糕、米饭、姜片粥、西红柿疙瘩汤、白菜炖豆腐、蒸山药土豆泥、萝卜炖肉、海参、清蒸鱼、豆腐丝、萝卜炖排骨、鲜藕荸荠汁、山楂糕、荸荠、柠檬、柑橘、米醋、酸奶、麦芽等，果汁、菜汁、淡茶水，以预防脱水。健脾消食：山楂、萝卜、酸奶、麦芽、莱菔子。

121. 化疗期间为什么要多补水？

肿瘤患者在化疗期间应当增加饮水量。这是因为在接受大剂量化疗时，患者常会出现恶心、呕吐、食欲缺乏等不良反应，水分常摄入不足，如果呕吐频繁会导致脱水，患者易出现口腔干燥、吞咽困难等症状，此时多饮水能补充机体所需，减轻呕吐形成的脱水，同时也减少了口腔干燥引起的局部疼痛并滋润黏膜。

化疗药物易造成肾脏损害及膀胱毒性。大量的液体摄入可以促使化疗药代谢产物尽快排出体外，减少对肾脏的毒性。所以，化疗期间最好能每日饮水 2500 毫升以上，使每日尿量不低于 2000 毫升，少量多次饮水，以防引起胃胀呕吐等不适。如患者不喜欢喝白开水，可喝些淡茶水、蔬果汁、木瓜奶茶、杏仁露、椰汁等饮料，也可吃多汁的水果和蔬菜，如西瓜、梨、桃、黄瓜、西红柿等。

122. 白细胞和血小板计数减少应该吃什么？

患者应补充高蛋白饮食，如鸡蛋、牛奶、酸奶、瘦肉、牛肉、豆制品、动物肝脏、鱼、乳清蛋白质粉等。香菇、黑木耳、红枣、阿胶、花生衣、黄花菜等平时经常吃一些。提供几个小验方供大家参考。

（1）鸡血藤 30 克、黄芪 15 克、大枣 10 枚，煮水。

（2）大枣 50 克、花生米 50 克、玉米须少许，加少量红糖，煮水喝，煮好后把玉米须弃掉喝汤（血糖高的患者不要加糖）。

（3）牛蒡大的 1/5 根、大枣 4~5 枚、花生米约 15 克、甜杏仁约 15 克、胡萝卜 1 根，煮汤，喝汤吃肉。

配合药膳食疗粥及以上三种小验方（第 1、3 方侧重升高白细胞计数，第 2 方血小板计数低可用）都可作为化疗期间的饮食调理。在治疗期间，患者也要根据自己的体质和季节的变化灵活掌握。

123. 化疗药物引起的不良反应的饮食及对策？

肢体麻木：除咨询医生用一些营养神经的药物——B 族维生素补充外，在饮食调理上应增加维持和保护神经系统作用的食物：动物肝脏、牛肉等肉类、鸡蛋、奶、鱼卵、酵母、米糠、麦

69

麸、全麦、燕麦、黄豆、豇豆、豌豆、核桃、花生、菠菜、小白菜、油菜、茼蒿、红苋菜、茴香、芹菜、西红柿、竹笋、香蕉等。避免进食生冷食物；避免接触寒冷物体并注意保暖和肢体按摩。

疲劳和乏力：对神经组织和精神状态有良好影响的食物：多进食一些富含优质蛋白的食物如肉、蛋、奶、鱼等，如果这些食物不需食用，可加一些乳清蛋白质粉补充，以及新鲜的蔬菜和水果，同样如果摄入不足，可做成蔬果汁补充，患者耐受性会好些。还可适当用一些补血益气的药膳如阿胶、黄芪、党参、当归、大枣、山药等配一些食材食疗。

贫血（血红蛋白<110克/升）：肉类选择红肉如猪肉、牛肉、羊肉、各种肝类等含铁质丰富，吸收率高；蔬菜水果富含丰富的维生素 C，可以帮助铁质的利用，含维生素 C 较高的水果有：猕猴桃、柠檬、柑橘、鲜枣、刺梨、山楂等；水果在餐后半小时至 1 小时内进食比较有利铁质的吸收利用；严重时应遵医嘱补充。

肝肾功能损伤：改善肝肾功能的食物有：鸽、鸽子蛋、乌鸡、鱼、贝类、奶、红小豆、黑豆、水芹菜、芦笋、紫甘蓝、胡萝卜、小米、莲子、苦瓜、冬瓜、木瓜、柑橘、山楂、栗子、枸杞子等。

124. 口腔溃疡饮食调理？

避免酒精、碳酸饮料和烟草。避免刺激性香料、调味料和佐料如辣椒、辣椒粉、丁香、肉豆蔻、洋葱汁、辣椒酱和芥末等。避免食用坚硬的、干燥的或粗糙的食物，宜食用软的清淡食物，或用搅拌机将食物打碎成液体化以使其易于吞咽。食物应晾凉或微温，而不是热的，减少对口腔的刺激。利用吸管吸食液体食物以避开口腔溃疡处。清洁口腔，用小苏打水和盐制成的漱口水，以使你口腔清洁并使你感觉更舒服一些。补充 B 族维生素，食用高蛋白、高热量食物以促进愈合。严重时，使用鼻胃管摄入营养。与医师沟通谷氨酰胺是否与你合适。

125. 化疗患者需注意补充哪些维生素和矿物质？

化疗患者饮食需多样化，营养需搭配得当，多补充多种维生素与水果。化疗会造成叶酸的缺乏，多摄入含叶酸多的食物如动物肝、蛋、绿叶蔬菜、柑橘、香蕉等；化疗可致神经损伤，引起的症状有腿脚疼痛以及肌肉无力、发痒、失去知觉等。治疗方法包括补充维生素 E、B 族维生素和谷氨酰胺；锌、钙和镁。化疗引起的具体症状需根据医生的建议补充多维片。

126. 化疗后口腔有异味怎么办?

化疗或其他药物以及口腔放疗会导致味觉改变。有些人完全丧失味觉,而另外一些人会有味觉上的改变,甜的和咸的感觉会被放大。使用酸味如柠檬汁和甜味会对苦味和金属味(有金属味的患者应尽量避免使用金属器皿)有效。吸食柠檬糖或薄荷糖或咀嚼口香糖。餐前用小苏打水和盐制成的漱口水清洁口腔,保持口腔清洁,勤刷牙。服用谷氨酰胺、锌、维生素 D 补充剂,证实对肿瘤治疗期间的味觉改变是有效的。

127. 治疗期间白蛋白数量减少如何纠正?

患者白蛋白数量减少提示营养不良,对于术后患者,会导致手术切口延迟愈合,患者易受感染;对于放、化疗患者,可能导致治疗中断。因此,应提供足够的营养成分,纠正白蛋白水平。饮食中应加强高蛋白食物的补充,如鱼、肉、蛋、奶以及大豆制品等优质蛋白食物。此外,也可以使用蛋白营养补充剂——蛋白粉,补充蛋白质。

128. 动物蛋白和植物蛋白的区别,为何建议吃一些动物蛋白?

蛋白质的食物来源可分为植物性蛋白和动物性蛋白。其中,蛋、奶、肉、鱼等动物蛋白质以及大豆蛋白质的氨基酸组成与人体必需氨基酸需要量模式较接近，所含的必需氨基酸在体内的利用率较高，故称为优质蛋白质。而在植物蛋白质中，赖氨酸、蛋氨酸、苏氨酸和色氨酸含量相对较低，所以营养价值也相对较低。动物蛋白为优质蛋白，利用率高，如果对动物蛋白不耐受，可以食用大豆蛋白或者食用动物蛋白肽或氨基酸。

129. 汤的营养价值高吗？

　　一般人的观念都会觉得汤比肉更有营养，据测试，汤里所含营养只占原料的 5%～10%，多为维生素、无机盐等成分，而大部分营养成分（尤其蛋白质）会留在渣（肉）里。肿瘤患者所需要的是肉中的蛋白质，并且大部分肿瘤患者有食量减少的情况发生，所以营养科医生建议，要想多补充营养，应鼓励患者先吃肉再喝汤或汤和肉一起吃。

　　以鸡汤为例，鸡汤的营养价值并不高，且鸡肉比汤更容易消化吸收。溶到汤中的蛋白质也不到总数的 10%，也就是说，有 90% 多的蛋白质仍留在鸡肉中。鸡汤里拥有的营养物质很有限，其中所含的营养物质是从鸡油、鸡皮、鸡肉、鸡骨内溶解出的少量水溶性的小分子蛋白质、脂肪和无机盐等。

130. 含铁高的食物有哪些？

　　合理营养可以提供机体充足的造血原料，在平衡膳食的基础上，可补充一些含铁高的食物，如动物肝脏、动物血、猪牛羊瘦肉、豆类及制品、菌类（蘑菇、木耳）、芝麻等。含维生素 C 高的蔬果可以促进机体对食物铁的吸收，如菜花、苋菜、豌豆苗、水萝卜、大白菜、鲜枣、山楂、猕猴桃、黑加仑、沙棘等。食物中的草酸、植酸以及茶叶和咖啡中的多酚类物质会影响铁的吸收，所以，浓茶和咖啡尽量避免饮用，含草酸高的菠菜、鲜笋等应先焯水后再食用。

131. 牛奶促进肿瘤生长吗？

不会。没有研究显示牛奶会促进肿瘤的生长，相反，牛奶营养丰富，其含有多种能增强人体抗病能力的免疫球蛋白抗体，具有防癌作用；此外，牛奶中所含的维生素 A、维生素 B_2 等对胃癌和结肠癌有一定的预防作用。"中国居民膳食指南"推荐每日饮奶量为 300 毫升，肿瘤患者饮用牛奶可补充蛋白质。

132. 牛肉、羊肉、鸡肉和鸡蛋是"发物"吗？

牛、羊、鸡肉和鸡蛋并不是"发物"。民间所谓发物的说法，其实并无确切科学依据。动物性食物因为是蛋白质的主要来源，应注意适量食用。这类食物含有丰富的优质蛋白质，而肿瘤患者在治疗期间非常需要蛋白质，促进细胞组织修复，所以肿瘤患者需要吃这些食物。最重要的是选择新鲜，符合卫生安全需求的，患者食用后就可改善其营养状况。

133. 喝酸奶好还是喝鲜牛奶好？

酸奶和鲜牛奶的营养价值都很高。酸奶是由优质的牛奶经过乳酸菌发酵而成的，经发酵牛奶中的乳糖、蛋白质被分解成小分子（如半乳糖），使蛋白结成细微的乳块，更容易被消化吸收。另外，酸奶中含有的乳酸菌有助于肠道内物质的消化吸收、增强机体免疫力。

134. 保健品能吃吗？

保健品对肿瘤患者有一定的好处，但不能将这种作用无限夸大。肿瘤患者首先应该进行正规系统的治疗如手术、放化疗、中药、营养支持，这些正规治疗是保健品所无法替代的。肿瘤患者在选择保健品时，首先要想到保健品不是治疗药品，同时要仔细阅读说明书，了解主要功效对症选购。还要注意是否有保健品标志、批号、厂名等。

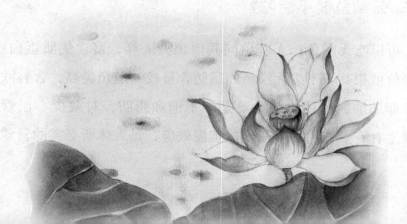

135. 冬虫夏草、灵芝孢子粉能吃吗？

冬虫夏草和灵芝孢子粉多见于传统医药学典籍记载，此类中医药保健品在我国有悠久的使用历史，广泛应用于各种疾病的治疗中，虽然如此，他们却不属于肿瘤营养治疗手段，患者并不能依靠服用冬虫夏草和灵芝孢子粉来代替营养治疗。冬虫夏草、灵芝孢子粉等保健品中缺乏大量的糖类、蛋白质、脂类等主要基础营养元素，因此无法提供充足的能量供给机体以完成人体代谢需要。这类保健品应在正规医院医生的指导下服用。

136. 肿瘤患者有没有必要每天吃海参？

海参是珍贵的食品，也是名贵的药材。有滋阴血、润内燥之功效。现代研究表明，海参具有提高记忆力、防止动脉硬化、糖尿病以及抗肿瘤作用。患者可根据经济条件和体质选择。1 周食用 3~4 次就行。

137. 无鳞鱼能不能吃？

可以吃无鳞鱼，无鳞鱼同其他鱼类一样，富含优质蛋白质，营养价值很高。不少无鳞鱼的脂肪含量较一般鱼类高，含有欧米伽-3 脂肪酸，这种脂肪主要是多不饱和脂肪，对减少心血管病的发生有有益作用并有一定的抗癌效应，是人体所必需的营养物质。患者担心无鳞鱼是发物，就拿带鱼来说，在我们的中医书里说它补五脏，祛风杀虫，和中开胃、暖胃、补虚、润肤等，是患者可以选择的食物并适量食用。

138. 放化疗期间能吃生蒜吗？

大蒜属辛辣食品，对阴虚火旺者以及有眼疾、口腔溃疡、胃溃疡的患者不宜食用，以免加重对患处的刺激。大蒜有杀菌和抗肿瘤作用，如果患者作为口味调剂，可适当地少食用一些是可以的。

139. 泡菜、酸菜能吃吗？

当年腌好的酸菜可以调剂口味吃，每周可吃 1~2 次。泡菜经过发酵后含有乳酸菌，对身体是有益的，可以吃。但食物要多样化，每天要吃新鲜的蔬菜为好。

140. 治疗期间为增加食欲可否吃辣椒？

辣椒作为蔬菜和食品调料，在我国具有悠久的食用历史。研究表明：辣椒具有增加食欲、振奋精神、促进血液循环、强胃健脾等功效，辣椒中含有的辣椒素还具有镇痛作用，但过多食用会刺激肠壁，引起腹部不适。因此，如能增加食欲，对胃刺激不大，感受良好的话，可以适量吃。建议吃新鲜的辣椒并在烹调时加一些偏凉或寒的食物以中和食物的性味如苦瓜、黄瓜等。

141. 鼻咽癌放疗的营养食谱推荐是什么？

（1）放疗流食

🍚 早餐：蒸嫩蛋羹 1 个，全营养素 250 毫升（特殊医学用途配方食品）

🍚 上午加餐：果汁 250 毫升

🍚 午餐：菠菜叶肉泥稀米糊 200~250 毫升（菠菜叶 20 克，肉 20 克，大米 25 克），蒸嫩蛋羹 1 个，高汤芦笋汤（鸡汤 200 克，芦笋 50 克煮汤）

🍚 下午加餐：蔬果汁 250 毫升

🍚 晚餐：全营养素 250 毫升（特殊医学用途配方食品）

🍚 晚加餐：牛奶冲鸡蛋 250 毫升（可泡饼干）

说明：米糊是用搅拌机捣碎而成。

（2）放疗半流食

🍚 早餐：莲子薏仁银耳粥 1 碗（约 250 毫升），豆腐脑 250 毫升，面包 1~2 片

🍚 上午加餐：酸奶 250 毫升，参须 3 克、麦冬 2 克、熟地 3 克，代茶饮

🍚 午餐：肉末小疙瘩汤碎菜 1 碗（250 克，肉 25 克，面粉 50 克，碎菜 20 克）氽小丸子冬瓜（肉 50 克，冬瓜 150 克）

🍚 下午加餐：果蔬汁 250 毫升

🥄 晚餐：碎菜龙须面甩鸡蛋 1 碗（250 毫升，鸡蛋 30 克，龙须面 50 克，碎菜 20 克），蒸茄夹（瘦肉 50 克，圆茄子 150 克）

🥄 晚加餐：全营养素 250 毫升（特殊医学用途配方食品）

（3）放疗软食

🥄 早餐：小米海参粥 1 碗（中等大小，小米 30 克，海参 1 根），紫米面馒头 1 两（紫米 15 克，面粉 35 克），牛奶 250 毫升

🥄 上午加餐：银耳莲子羹（水发银耳 30 克，莲子 5 克）

🥄 午餐：软米饭 2 两，清炖莲藕鸡汤（莲藕 100 克，鸡块 150 克），炒番茄菜花（番茄酱 10 克，菜花 200 克）

🥄 下午加餐：果蔬汁 250 毫升

🥄 晚餐：椒盐蒸饼 2 两，清蒸鱼（鱼 150 克），素烧丝瓜（丝瓜 200 克）

注意事项：凡是汤类的菜，吃肉喝汤。

142. 鼻咽癌伴贫血的营养食谱推荐是什么？

🥄 早餐：龙眼大枣阿胶粥 1 碗（阿胶放 5 克左右即可，大枣 3 枚煮熟后去皮，龙眼肉 5 克，大米 50 克），鹌鹑蛋 3 个，牛奶 250 毫升

🥄 加餐：全营养素 250 毫升（特殊医学用途配方食品），面包（1 片）

📎 午餐：枣糕 1~2 两，黄芪枸杞甲鱼煲（甲鱼 120 克，黄芪和枸杞少许）素焖扁豆（扁豆 200 克）

📎 加餐：苹果 1 个（中等大小）

📎 晚餐：紫米面发糕 2 两（紫米 30 克，面粉 70 克），氽肉丸冬瓜香菜（肉 50 克，冬瓜 75 克，香菜少许）或熘肝尖（肝 75 克），清炒菠菜（菠菜 200 克）

📎 晚加餐：牛奶+饼干（或其他糕点）2 块

143. 鼻咽癌放疗期间推荐的食疗方有哪些？

（1）鼻咽癌患者除积极的治疗外，还应该注意饮食的营养和调配，以应对或改善放化疗患者的贫血、升高白细胞计数、精神疲倦、头晕、视物模糊、心悸、气短、毛发不泽或易脱落、赢瘦萎黄等症状。

【食疗方】当归 3 克、黄芪 5 克、熟地 3 克、砂仁 2 克、枸杞子 3 克、紫米 15 克、大米 15 克、小米 20 克、花生米 15 克、红小豆 10 克、小枣 25 克。

【食疗功用】补气养血、开胃和中，提高机体免疫功能、强身抗癌等功效。

【做法】把中药备齐煎至 100 毫升去渣待用，把粥煮至 8 成熟后，汤药倒进粥里直至煮熟。每天坚持喝 1~2 碗，这样效果较好，也可随自己的喜好调整口味或甜或咸。

（2）针对放射治疗患者咽干、咽痛、口腔糜烂、吞咽困难、大便燥结等症状，应用食疗清咽润燥粥后，上述症状明显减轻。

【食疗方】生地 3 克、元参 3 克、麦冬 3 克、陈皮 2 克、银耳 3 克、山药 10 克、大米 25 克、小米 25 克。

【做法】生地、元参、麦冬、陈皮煎成 100 毫升汤药，过箩弃渣备用，银耳、山药切碎，用无油干净的锅把水（大约 800 毫升）烧开放入小米、大米、银耳、山药和煎制的汤药一起煮，煮熟后（大约剩 300 毫升）就可食用。

如果用高压锅或电饭煲煮，效果更好，口感更细滑，便于吞咽。具有清热解表、利咽、滋阴润燥、健脾和胃、通便等功效。

（3）自制蔬菜汁

【做法】把胡萝卜 3 两、西红柿 3 两、小白菜 3 两、油菜 3 两等蔬菜洗净备好，锅内放水 500 毫升烧开，随即把蔬菜切成小块放入锅中，再放 10 克（1 勺）植物油，盖上锅盖，煮沸后再煮 2~3 分钟关火，不开盖放置温凉后，用捣碎机捣碎过细箩，1 杯营养的蔬菜汁就做成了。

144. 出院后选择饮食注意什么?

合理安排饮食，选择多种多样的食物，尽量每天食用足量的水果和蔬菜；根据患者患病部位选择五谷杂粮；每次购物时，都选择一种新的水果、蔬菜、低脂食物或全麦食物；限制红肉的摄入，每周不超过 4 次，每次食用 50~80 克，增加鱼、鸡、鸭、大豆及其制品等优质蛋白质的摄入；避免腌制的、烟熏的及油炸的食物；选择低脂奶和奶制品；注意饮食卫生；如果饮酒需经主治医生或营养师的同意。如果已超重，可考虑降低热量和增加活动量来减轻体重。选择你喜欢的活动。

145. 康复期肿瘤患者如何食疗？

与营养医生确认你的食物或膳食禁忌。请营养师帮你制订一个营养均衡的饮食计划。由于患者经过一段时间的治疗，身体损耗很大，根据体质可选一些食疗药膳来调理机体，可选一些补气药膳：黄芪炖乳鸽、人参黄芪烧活鱼、西洋参莲肉汤、山药炖鸭块、山药汤代茶饮；补血食疗膳食：当归炖母鸡、牛肉红枣汤，菠菜猪肝粥等；养心安神食疗膳食：柏子仁炖猪心、冰糖龙眼莲子枣仁江米粥、百合粥等；滋补肾阴食疗膳食：枸杞子炖甲鱼、葱烧海参等。

多吃蔬菜和水果；粗细粮搭配；不提倡饮酒；吃一定量的蛋白质食物；少吃高脂食物少吃盐；可适量添加营养补充剂。

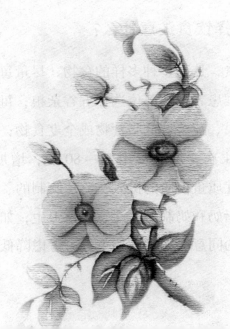

三、用 药 篇

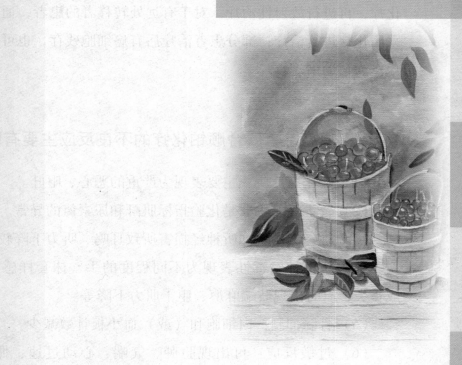

146. 鼻咽癌能否用药物进行治疗?

一般来讲，鼻咽癌的病理特性以低分化癌为最多，其恶性程度较高，对放射线较敏感，因此鼻咽癌的首选治疗方法是放疗。但近来研究表明，对于没有远处转移的Ⅱ期鼻咽癌患者来说，在放疗的过程中同时使用顺铂进行化疗，效果会更好。对于颈部区域淋巴结巨大块者或有发生远处转移风险的患者，可先做诱导性化疗，再进行放射性治疗。对于有远处转移者的患者，通常需要采用化疗进行治疗；部分患者治疗后有癌细胞残存，也可选择化疗作为辅助治疗。

147. 鼻咽癌患者联合顺铂化疗的不良反应主要有哪些?

（1）消化道反应：主要表现为严重的恶心、呕吐。

（2）肾毒性，主要是化验指标肌酐和尿素氮的异常。

（3）神经毒性：如听神经损害所致耳鸣、听力下降较常见。

（4）末梢神经毒性表现为不同程度的手、袜套样感觉减弱或丧失，有时出现肢端麻痹、躯干肌力下降等。

（5）骨髓抑制：白细胞和（或）血小板计数减少。

（6）过敏反应：可出现脸肿、气喘、心动过速、低血压、非特异斑丘疹类皮疹。

148. 化疗药物顺铂与卡铂的区别有什么？

顺铂是第一代铂类药物，而卡铂是第二代，在作用机制上两个药物一样，均是直接作用于细胞的 DNA，通过破坏 DNA 来杀死肿瘤细胞。卡铂相对于顺铂毒副作用较小，呕吐反应轻，卡铂的水溶性也比顺铂好，溶解度是顺铂的 16 倍，但在化疗效果上顺铂会更加好一点，因此化疗方案中更偏向选择顺铂，而对于难以承受顺铂较大副作用的患者来说，可以选择卡铂进行治疗。

149. 患者化疗后出现恶心、呕吐怎么办？

恶心、呕吐是很常见的化疗不良反应。对于使用高致吐性化疗药物的患者，可在化疗前预防性给予镇吐药物。避免进食太甜或太油腻的食物；可适当吃酸味、咸味较强的食物来减轻症状。做一些自己喜欢的运动或与人交谈分散注意力。入睡时应选择侧卧姿势，以免呕吐时误吸入气管。

150. 患者化疗出现消化道反应，应该如何调整饮食？

化疗前后 1~2 小时内避免进食，小口慢饮、避免一次大量饮水，餐后不要立即平卧。避免油腻食品，避免甜食，多食蔬菜水果。少食多餐，细嚼慢咽，每日 6~7 餐。含陈皮、话梅、姜片可以减轻恶心程度。

151. 放化疗后白细胞和血小板计数减少的时候，应该怎么办？

依据患者的血象检测结果，医师会推荐相应的治疗方法。常见的药物有重组人粒细胞集落刺激因子（通常说的升白针）、白介素-11（升高血小板计数的药物），也可使用中药进行辅助治疗。

152. 放化疗后出现白细胞计数减少，居家生活中应注意什么？

避免到公共场所，避免接触传染病人。每日开窗通风两次，每次30分钟，保持空气新鲜，避免感染。天寒注意保暖，避免感冒。进餐前，便前，便后彻底清洗双手。食用新鲜食物，确保食物彻底煮熟，避免食用外卖食品或不洁食品。避免接触动物，尤其是动物的排泄物。

153. 放化疗后出现血小板计数减少，有哪些注意事项？

当患者出现血小板计数减少要注意：少活动，慢活动，尽量卧床，避免磕碰。饮食宜软，易消化，可以选择流食或半流食，避免进食骨头、鱼刺、粗纤维等较硬的食物，以免划伤胃肠道。刷牙时使用软毛牙刷，选用电动剃须刀剃胡须。避免抓挠、剔牙、抠鼻等容易带来损伤的动作。各种穿刺拔针后加长按压时间。观察大小便颜色，注意有无消化系统和泌尿系统出血，女性月经期注意月经量，如有异常及时告知医护人员。如患者出现视物模糊、头痛、头晕、呕吐等不适提示有颅内出血的可能。

154. 放、化疗出现贫血后，有哪些注意事项？

患者出现贫血后，会自感疲乏，应多休息。改变体位时要缓慢，避免出现直立性（体位性）低血压引起的头晕。饮食应均衡，食物多样化，注意补充含铁食物。出现气短加重、血压升高、头晕或意识丧失，要立即通知医生。应尽量加强营养，多摄入猪、牛、羊肉等红肉，多摄入高动物蛋白食品，尽快纠正贫血，以减少肿瘤细胞乏氧的发生，以免影响放射治疗的疗效。

155. 化疗患者手足麻木怎么办？

患者出现手麻、脚麻，主要是由于化疗药物的神经毒性所致。可以使用营养神经的药物，注意保暖，不要接触冷热水和物品，以免因感觉迟钝而致损伤。采取按摩、针灸等中医治疗有助于缓解症状。

156. 化疗后出现口腔溃疡怎么办？

化疗出现口腔溃疡的患者保持口腔清洁很重要，用漱口水，如碳酸氢钠、口泰漱口，同时抗炎避免继发感染。使用表皮生长因子喷剂促进黏膜增殖，溃疡愈合。还应采取积极措施预防口腔溃疡的发生：①注意口腔卫生；②避免口腔黏膜损伤，用软毛刷刷牙；③吃软食，不吃过冷、过热的食物；④注意饮食营养。

157. 化疗后患者腹泻怎么办？

如果患者出现腹泻，首先应了解原因。如果因化疗药物所致腹泻，要及时给予止泻药物，同时补充水、电解质等。观察大便次数是否增多或是否出现稀便、水便等。腹泻同时如果出现发热、腹痛等应及时就医。

腹泻患者要调整饮食，不吃生冷或刺激性的食物，不饮酒和奶制品等。严重腹泻可导致体内菌群失调，使用活菌制剂可调节肠道菌群，改善腹泻。保持肛周皮肤清洁、干燥，局部还可以涂氧化锌软膏，穿松软的棉质内衣。

158. 什么是靶向药物？靶向药物主要有哪些？

肿瘤细胞能够无限增殖，在细胞生长的过程中表面会产生一种受体，这种受体在正常细胞上也有，但数量比肿瘤细胞上的少很多，这种受体所介导的一系列信息传递过程促进了肿瘤细胞的增殖。靶向药物就是作用于这些受体和信号转导的过程，从而阻止肿瘤细胞的增殖而不会或很少影响正常组织的一类药物。

靶向药物主要有以下几类：①小分子酪氨酸激酶抑制剂，已上市的有伊马替尼、吉非替尼、索拉非尼、厄洛替尼等；②单克隆抗体，已上市的有利妥昔单抗、西妥昔单抗、曲妥珠单抗等；③抗新生血管生成抑制剂，已上市的有重组人血管内皮抑素、贝伐珠单抗等。

159. 治疗鼻咽癌的靶向药物有哪些？

对于表皮生长因子受体（EGFR）表达阳性的鼻咽癌患者可使用尼妥珠单抗进行治疗。虽然目前我们国家的西妥昔单抗的说明书中没有将鼻咽癌列为该药的适应证，但在一些国家，已经批准西妥昔单抗可以联合放疗治疗晚期头颈部鳞状细胞癌，也被批准作为单药治疗上述适应证。

160. 西妥昔单抗的输液反应有什么？应怎样应对？

西妥昔单抗的输液反应非常常见，主要发生在首次输液时或滴注后 1 小时内，也有可能发生在输液结束后的几小时内。轻至中度的输液反应包括发热、寒战、头晕或者呼吸困难等。发生的原因不明，大部分这些反应本质上认为是过敏反应。如果病人出现轻中度输液反应，应该减慢滴注速率或服用抗组胺药物，并在此后的输液过程中均采用调整后的速率。若发生严重的输液反应立即停止输液，静脉注射肾上腺素、糖皮质激素、抗组胺药物并给予支气管扩张剂及输氧等治疗。因为输液反应有延迟发生的可能，所以患者输注结束后仍应密切自我观察，如有症状发生立即联系医生。

161. 西妥昔单抗的皮肤毒性反应有什么表现？

西妥昔单抗最常见的不良反应就是皮肤毒性，80%以上的患者都可能发生，此类患者用药期间要注意避光。皮肤毒性的主要表现是痤疮样皮疹，但该不良反应与良好的疗效之间有相关性。皮疹发生的严重程度与用药剂量呈正相关，也存在个体差异。

皮肤毒性临床比较常见的表现：瘙痒、皮肤干燥、皮肤脱屑、皮肤皲裂、指甲异常、甲沟炎等症状，这些不良反应通常发生在治疗的前3周，严重的皮肤反应若首次出现，不需要调整治疗剂量，若第2、3次出现则必须中断治疗，等不良反应缓解再以较低的剂量进行治疗，若第4次出现严重皮肤反应或停药后无法缓解则应终止本品治疗。一般终止治疗后皮肤症状都能自行消失。

162. 西妥昔单抗相关的皮肤症状如何应对？

（1）使用此类药物后，应避免日晒，宜使用防晒系数（SPF）>30 的广谱防晒用品。

（2）保持身体清洁及皮肤湿润，勿接触碱性和刺激性强的洗漱用品，沐浴后涂抹温和的润肤露或硅霜、维生素 E 软膏。

（3）皮疹早期处理：金银花水湿敷或局部清洗。

金银花 500 克加于 2500 毫升水中煎煮成淡黄色液体，药液温凉后局部清洗湿敷。

（4）脓疱、痤疮处理：保持局部清洁，抗生素软膏局部涂抹，如红霉素软膏、四环素软膏。

163. 使用西妥昔单抗后如何预防甲沟炎，出现甲沟炎怎么办？

（1）有趾甲倒刺（逆剥）者，用药过程中可能出现甲沟炎及局部增生反应，因此治疗期间需改变足部受力习惯，避免加重损伤。

（2）穿宽松、透气性好的鞋。甲沟炎通常是迟发性的，在化疗4~8周后出现，以大脚趾和大拇指最为常见。对指甲脱色和皱褶等改变，可不做特殊处理，注意保持手及足部的清洁卫生。

（3）治疗前1周开始用温水或食用盐+水+白萝卜片煮沸待温后泡足，泡足后涂抹护肤品或硅霜，预防足部皮疹的发生；积极治疗足癣。

（4）出现轻微红肿、热痛及压痛用热水浸泡局部会减轻局部症状，硫酸镁浸泡能促进感染部位的引流。

（5）出现甲沟旁肉芽肿样病损时，局部用碘伏消毒，也可以使用杀菌或抑菌的软膏外用，均可以起到预防感染促进愈合作用。

（6）如果是趾甲出现甲沟炎，应穿宽松、减震的鞋子，避免摩擦。

164. 怀孕及哺乳期妇女可否使用尼妥珠单抗？

尼妥珠单抗可以透过胎盘屏障，并对胎儿的发育产生影响，因此孕妇或没有采取避孕措施的妇女应慎重使用。本品属于一类抗体，研究显示该类抗体可以分泌至乳汁，因此在使用本品治疗期间以及最后一次用药的 60 天内应停止哺乳，以免对婴儿产生影响。

165. 使用尼妥珠单抗后的常见不良反应及处理方法有哪些？

常见不良反应有以下几种。①发热：多出现在用药后的 3 天内，体温最高会到 39℃，一般不需要特殊处理，只需要采用冰敷等物理降温方法即可，必要时可采用药物降温。②寒战：患者应注意保暖，进行对症处理。③血压下降：在滴注药物期间应检测患者血压，输注速度不宜过快，输液时间控制在 1 小时以上，如患者发生头晕等低血压症状，可以使患者通过卧床等改变体位的方法来缓解。④恶心、呕吐：一般可以通过少量多次进食来减轻相关症状，也可口服甲氧氯普胺、地塞米松等止吐药物进行治疗。

166. 鼻腔滴药方法是什么？

清理鼻腔分泌物后，松解领口，取仰卧位，肩下垫枕或头伸出床沿下垂。

左手轻推鼻尖，以充分暴露鼻腔，右手持滴鼻药药瓶距鼻孔约 2cm 处，轻滴药液 3~5 滴。

轻捏鼻翼，使药液均匀分布于鼻腔黏膜。保持原卧位约 5 分钟后，方可坐起或行患侧卧位，使药液能进入患侧的前鼻窦内。对于高血压及老龄患者，只能取肩下垫枕位。

167. 眼部滴药方法是什么？有哪些注意事项？

（1）头稍后仰，眼向上看，左手将下睑向下方牵引，右手持滴管或眼药瓶。

（2）将药液 1~2 滴滴入结膜囊内。

（3）轻提上睑，轻闭目 2~3 分钟。

注意事项：①滴药前将药液摇匀；②多种眼药水同用时要有间隔时间，不可同时滴入；③双眼滴药时，需先滴健眼，再滴患眼。

168. 耳部滴药方法是什么？

（1）取侧卧位或平卧位头偏向健侧，患耳朝上。

（2）轻拉耳郭，充分暴露耳道。

（3）将药液滴入 2～3 滴后，轻压耳屏，使药液充分进入中耳。

（4）保持原卧位 5～10 分钟。

（5）药液不可过凉或过热，否则可刺激内耳引起眩晕等不适症状。

169. 治疗癌痛的药物有哪些？

治疗癌痛的药物主要有三类。第一类为非甾体类镇痛药，常用的有阿司匹林、布洛芬、塞来昔布等。镇痛作用较弱，没有成瘾性，使用广泛、疗效确切，用于一般常见的疼痛，但如果使用不当，也会对人体健康造成损害。第二类是弱阿片类镇痛药，以曲马多为代表，其镇痛效果是吗啡的 1/10。主要用于中等程度疼痛及手术后疼痛等。第三类是强阿片类镇痛药，以吗啡、芬太尼等为代表。这类药物镇痛作用强，有严格的管理制度，主要用于重度疼痛患者。除上述三类镇痛药外，还有其他一些镇痛药，如中药复方镇痛药等。

170. 使用阿片类药物为何会发生恶心、呕吐，应该如何处理？

阿片类药物是非常有效的镇痛药物。它在镇痛的同时，也会产生一些不良反应，如恶心、呕吐、便秘等。产生恶心、呕吐的原因是因为阿片类镇痛药会直接刺激位于人脑中控制恶心呕吐的区域，因此，患者会容易产生恶心呕吐的反应。在开始使用吗啡时，有 2/3 的患者会出现恶心和呕吐，持续时间大约 7 天。

通常来说，在服用阿片类药物镇痛时，医生会预防性的给予一些镇吐剂。在阿片类镇痛药的用量趋于稳定后，由于药物而引起的恶心、呕吐几乎消失。在呕吐严重期，可以遵医嘱服用镇吐药物。如果仍然发生了恶心、呕吐，呕吐完后，患者应该清水漱口，保持口腔卫生。

171. 使用阿片类药物为什么会发生便秘，发生便秘时应该怎么办？

阿片类药物作用于中枢神经系统，主要产生镇痛作用。而其

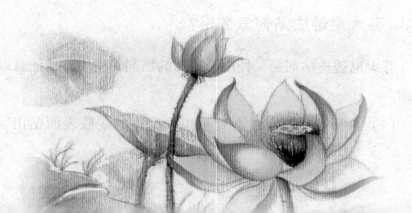

95

作用于胃肠道的主要作用是抑制胃肠道的蠕动，减少胆汁、胰液的分泌。而且阿片类药物在胃肠道的分布比例均较高，因此对胃肠道的影响也较大。对于长期口服阿片类镇痛药的患者，可能会引起严重的便秘。患者服用阿片类药物期间应多喝水，多吃含纤维的食物，或使用一些防治药物如番泻叶、麻仁丸、酚酞片、乳果糖、聚乙二醇电解质散等。通常在预防性的给予通便药物后，绝大多数患者均能耐受。

172. 吃阿片类药物会上瘾吗？

药物成瘾是一种慢性、复发性、患者不顾后果持续服药的强迫行为，就是我们所说的药物依赖性，分为躯体依赖性和精神依赖性两大类。躯体依赖性不等于成瘾性，而出现精神依赖才是成瘾的表现。患者长期用药后突然停药出现流鼻涕、打哈欠、出汗、烦躁等症状，这是长期使用阿片类药物的正常生理变化，和成瘾性是完全不同的。采用逐渐降低剂量的方法就能防止戒断的发生，因此在医生的指导下规范使用阿片类药物发生成瘾的可能性极低。

173. 芬太尼透皮贴剂怎么用？

芬太尼透皮贴剂是一种用于镇痛的贴剂，使用时请注意以下事项。

（1）选择身体躯干或上臂平坦少摩擦的皮肤表面贴用，最好选用无毛发部位。

（2）使用前可用清水清洗贴用部位，不能使用油剂或其他有机溶剂，局部皮肤应完全干燥，没有破溃。

（3）放疗区域内的皮肤禁止贴用。

（4）打开药品包装密封袋后，应该立即使用。

（5）平展地贴于皮肤表面，用手掌用力按压 1~2 分钟，以确保贴剂与皮肤完全接触，尤其注意边缘部分，避免卷边出现而影响药物使用。

（6）芬太尼贴剂，可以连续贴用 72 小时。在更换贴剂时，应更换粘贴部位。

174. 中药能治疗肿瘤吗？

我们应正确认识中药在治疗肿瘤中的作用。中医药可以提高病人免疫功能，抑制或杀灭癌细胞，减轻放化疗毒性，提高放化疗效果，减轻痛苦改善生活质量，是肿瘤综合治疗的一部分，应与手术、放疗、化疗等综合应用，使肿瘤治疗效果最佳化。

175. 患者在化疗期间可以吃中药吗？

无论是化疗药还是抗肿瘤中药，药物的代谢主要通过肝脏或肾脏进行，如果同时服用，可能导致肝肾功能损伤，还可能加重其他不良反应发生的频率和程度。因此，为使患者安全、顺利地完成化疗疗程，不建议自行服用中药。但患者可在手术后、放疗及化疗间歇，在医生指导下服用中药进行辅助治疗。

176. 治疗肿瘤服用汤药好还是中成药好？

古人云："汤者，荡也"。荡就是扫荡，荡涤的意思。所以汤剂的特点是药力大，易吸收，见效快。尤其适用于对急症和重症疾病的治疗。如果是成药的话，那就适合一些慢性的或者疗程比较长的疾病。而且成药比汤药要方便，更易于长期服用。比如现在很多浓缩丸，就是丸剂，"丸者，缓也"，药力和缓而且持久。还有一个作用就是使药力较猛的药物在治疗疾病的同时尽可能降低对人体正气的损伤。因为有很多中药材是具有毒性的，通过炮制能降低它的毒性，如果再做成丸剂，那么通过丸剂这种和缓的功效，又能让药物不对人体造成伤害。

177. 肿瘤患者同时吃多种药，需要注意什么？

临床上，有些癌症患者需要同时吃几种药，建议平时服药种类多的人注意以下几点。①多种药物之间可能存在药物相互作用，应咨询医生或药师如何正确服用这些药物；②选用复方药：如果没有特殊禁忌，可选用复方药；③小病别擅自加药：慢性病药物多需长期使用，服药种类相对固定。擅自增加用药种类，还可能造成两种药物共有的成分过量，引起不良反应；④保健品不能贪多：正规保健品能起到一定的辅助治疗效果，但也可能和药物发生相互作用，危害自己的身体。总之用药时应严格遵医嘱，并注意观察自己是否出现严重皮疹、恶心、呕吐等症状，必要时就诊，在医生指导下调整用药方案。

178. 放疗期间如需口服药物有什么注意事项及建议？

（1）放疗期间应多饮水，每日最好在 3000 毫升以上，有助于体内代谢废物的排出。可以将水果、蔬菜榨汁饮用。

（2）服药一般用温开水送服最好，不能用酒、奶制品、饮料、茶水或咖啡等送服。牛奶中含有较多的蛋白质和钙离子，可与药物结合生成络合物，不易被胃肠道吸收，减弱作用；钙离子与磷酸盐类、硫酸盐类制剂生成溶解度较小的磷酸钙、硫酸钙沉淀，致疗效降低。饮料中往往添加蔗糖、蜂蜜等甜味剂，糖能减慢胃内容物的排泄速度，延缓药物的吸收，降低药效甚至引起严重的过敏反应，危害身体健康。茶水或咖啡中的咖啡因可能会影响某些药物的作用，而且某些药物可能还会和其中的一些物质发生反应，从而影响药效。

（3）进餐及服药前后饮少量温水润滑口咽和食管，以免药物或食物粘贴咽部或食管表面。吞咽片剂有困难时可以将药片研成粉剂后用水冲服。

（4）另外，服用胶囊类药物时水温不能太热，用温度较高的热水服药容易导致部分药物遇热后会发生物理或化学反应，进而影响疗效。

（5）如果放疗期间您正在服用某些药物（包括中药和保健

品），请向您的主管医生汇报，放疗开始后是否需要继续服用，请听从放疗医生的建议。

179. 用药期间为什么不能饮酒？

酒精会干扰药物代谢，影响药效。大多数药物进入人体后，须经肝脏代谢，而酒精的存在会干扰这一过程，从而使药物作用减弱。酒精还会使其代谢产物无法正常排泄，而转向与肝、肾细胞结合，从而造成肝、肾组织的损伤，严重时，可导致肝坏死。另外，酒精还会增加药物对胃肠道的刺激作用，严重者可引起消化道出血。此外，许多药物可抑制肝脏中的解酒物质发挥作用，使酒精的代谢中间产物乙醛在人体内蓄积，引起毒性反应。

180. 胶囊为什么不能掰开吃？

药物做成胶囊的剂型主要从以下几方面考虑：①掩盖药物对人本身味觉上的不良刺激，如特别苦，特别咸等；②可以掩盖药物的特殊气味，如臭味、刺鼻的味道等；③减少药物的刺激性；④延缓药物的释放；⑤控制药物释放的部位等。

因此，如果将胶囊药物掰开服用则可能会出现以下情况：①药物的口感不好，难以下咽；②药物的气味很大，患者接受不了；③增加了药物的刺激性，如对食管及胃肠道的刺激性增加，也就增加了药物的不良反应；④使得药物释放的过快，容易给患者带来一定的危险；⑤药物在不该释放的部位释放了，影响了药物治疗的效果等。

所以，一般胶囊类的药物不建议掰开服用。

181. 总是忘记吃药，怎么办？

通常来说，只有严格按照医生医嘱或药物说明书服药，才能确保使用的药物安全有效。因此，为了避免患者忘记服用药物，可以采用以下方法。

（1）用手机备忘录或闹钟提醒：提前把服药时间、剂量等输入手机备忘录，提醒自己吃药。如果是老人，提醒铃声应该大一些，以便能够及时听到提醒。

（2）制作一个简易的用药台历：把药名、服药时间和次数都备注在上面，每吃完一次，就在相应的位置上打一个勾。台历最好放在每天都能经过的地方，如水壶旁、床头柜或者客厅的茶几等，这样能随时提醒自己服药。

（3）使用分药盒：分药盒对于需要长期服用药物的患者来说，非常方便。患者可以每周将下一周需要服用的药物进行整理，并将分药盒放在显眼的地方。分药盒的优点就是外出时也可以随身携带。

当然，以上介绍的方法，患者可以根据自己的情况，任选一种，也可以结合起来使用。

四、心理帮助篇

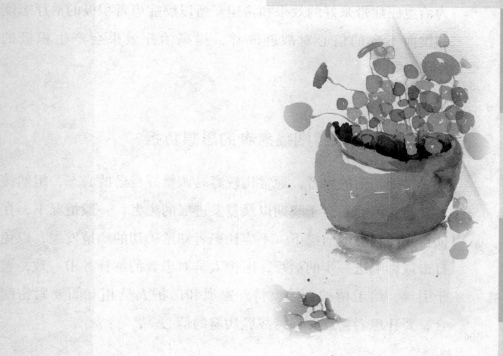

182. 如何消除鼻咽癌患者的恐惧心理？

鼻咽癌患者多有不同程度的恐惧心理，顾虑重重，常失去治疗信心而悲观失望，甚至有自杀意念。这些不良情绪对机体免疫功能有抑制作用，使病情恶化。因此，家属和医护人员都应具备高度的同情心和责任感，尊重患者，热诚关怀，与患者建立良好的关系，尽力消除不良刺激，并且相互间要紧密配合，满足患者情感上的需要。向患者不断强调"得了癌症并不等于就是死亡"，大部分早期癌都是可以治愈的，中晚期癌症也有很多有效的临床治疗方法，许多癌症患者可以带瘤生存。另外当今科学迅速发展，新的治疗方法、治疗药物都不断地被应用到临床，不断为治愈癌症带来好的效果和希望。所以癌症患者积极的治疗态度和锲而不舍的信心对战胜癌症，提高治疗效果会产生积极的作用。

183. 如何解除鼻咽癌患者的思想负担？

早期初治的患者，通常比较容易调整好自己的心态，坦然接受并面对治疗。对于晚期以及复发进展的患者，一般情况下，在征得家属同意的前提下，不应让患者知道确切的病情发展，以免打击或影响进一步的治疗，医护人员对患者的解释务求一致，善于引导，给予精神上的支持。家属和医护人员相互间要紧密配合，要让患者树立并保持战胜病魔的信心。

184. 得了鼻咽癌，"患者"该怎么办啊？

（1）确诊为鼻咽癌后，应该让自己尽快冷静下来，放下手中所有的工作，勇敢地面对现实，勇敢地接受挑战，就把肿瘤当成人生中的一个挑战。良好的心态是治疗好效果的保证，有个调查研究结果显示：心态好的患者治疗效果比那些焦虑，紧张的患者疗效好。所以，保持良好的心态，勇敢地面对，不畏惧肿瘤，相信鼻咽癌能够治好。

（2）及时正确就医：患有肿瘤，最好到肿瘤专科医院就诊和治疗，肿瘤专科医院分工比较细，专业方向明确，治疗技术和水平相对较高。鼻咽癌以放射治疗为主，放射治疗设备一般在大型的医院才有。放射治疗除非特别晚期的患者可能没有机会做放疗外，均需要接受放射治疗。

（3）给家人树立榜样：有些患者是家里的顶梁柱，有的孩子正在成长过程中，患了肿瘤，对整个家庭都会有影响，因为无法回避，所以敢于直面，勇敢接受挑战，在孩子面前树立开朗、积极、向上、勇于克服困难的人生态度，也不失为这场灾难带来的积极因素。

185. 为什么会得这个病偏偏是"我"？

当患者得知自己患恶性肿瘤后，第一阶段的心理反应是震惊和否认，患者可表现出茫然、焦虑、恐惧、否认和拒绝医师的诊断；第二阶段是愤慨，感到疾病落到自己头上十分不公平，此时其人际关系充满敌意；第三阶段是乱求医，此时患者愿意接受任何治疗，常常对治疗抱有幻想，千方百计希望延长生命；第四阶段是抑郁，甚至出现自杀倾向；第五阶段是接受患病事实，等待死亡。上述阶段并不是每个患者都会经历的。医护人员和家属密切配合，要更多的提供知识和各种信息支持，特别是正面案例、乐观数据的支持，鼓励患者充满正能量的积极的共同应对疾病状态，树立战胜病魔的信心，相信自己能够成为抗癌明星。

186. 是否应该将鼻咽癌病情告诉患者本人？

肿瘤诊断是对患者沉重的心理打击。随后，有关肿瘤的预后问题，包括是否会产生疼痛、是否会因手术造成形体的损害、是否会威胁生命等，都会成为患者关注的中心，同时也不可避免使其产生一系列情绪反应，并影响机体的免疫力。

如何为患者提供真实的信息，并防止患者出现强烈的心理反应是很重要的。医务人员应在了解患者的具体心理条件如承受能力的基础上，在其亲人同意的前提下，有计划地、逐步地告诉患者其病情及相应的各种真实信息。同时又要始终注意保护患者的期望和信念，有肯定的效果。医学将在很大程度上帮助患者，有条件时还可向患者介绍某一位同类患者最终是如何康复的情况。即医师应将诊断、治疗和康复的希望一起带给患者，并帮助患者逐渐适应患者角色。

187. 家属选择向鼻咽癌患者"保密"是最佳选择吗？

有时，由于"保密"会使医务人员有意无意地在心理上与患者保持距离，而患者对医务人员的任何信息包括语气、表情、态度等都非常敏感，结果很少能真正达到保密的目的。一旦患者通过其他各种信息渠道领悟到部分真相后，反而会产生严重的被抛弃感和被蒙骗感。至此患者的孤独、抑郁、绝望等情绪反应就会特别深刻。

188. 亲人得了鼻咽癌，家属该怎么办？

当您的亲人患病了，作为他的至亲，一定会很着急，也会有

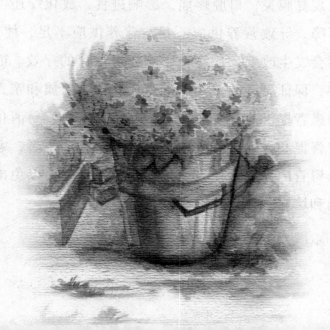

茫然失措时候，有时候甚至会想宁愿患病的是您自己，也不愿亲人得病，这种心态随处可见，这也正是人间亲情和人性光辉的所在。作为患者的亲属，我们应该如何调整好自己的心态，更好的配合医护人员给患者创造一个最佳的治疗环境和氛围。

（1）带患者去正确的地方诊治。现代信息发达，人员交流广泛，可以通过很多途径获得正确的治疗，千万要到正规的医院就诊，不要相信小广告等。

（2）帮助患者树立战胜疾病的信心。目前鼻咽癌治疗效果好，放射治疗技术先进，治疗的副作用小，治疗后生活质量高，有时候就和健康人一样。鼓励患者，勇敢面对困难，树立积极开朗的心态。

（3）构建温馨的家庭氛围，让患者充分感受到亲情的温暖。在他最需要您的时候，您总是能够出现在他周围，给他关怀，给他鼓励。

（4）保证好患者的营养供应。鼻咽癌治疗时间长，治疗过程中会出现黏膜炎，口腔疼痛，影响进食，放化疗还可以使患者食欲下降，导致营养供应不足。营养供应不足，体重下降，治疗位置会发生改变，最终会影响放射治疗的疗效。因此，治疗过程中，保证患者的营养非常重要，作为家属和亲人，要想方设法为患者提供他喜欢的食物，以及高蛋白、易消化吸收的食物，并督促和鼓励患者进食。有胃造瘘管的患者，家属要每日多次从胃管内提供食物，学会护理胃造瘘管，以免出现胃造瘘管脱出和堵塞。

189. 鼻咽癌会传染给家里人或身边人吗?

鼻咽癌本身是不具有传染性的,不必担心患病后会传染给身边密切接触的人或配偶、子女等。

而 EB 病毒的感染的确与鼻咽癌的发生和转归密切相关,但此病毒为 95% 的成人所携带,普遍存在于人群中,因此我们认为鼻咽癌是一种慢性病,本身是不具有传染性的,不必担心患病后会传染给身边密切接触的人或配偶、子女等。但是鼻咽癌可能与基因遗传有关,其子女患病概率可能高于一般人。

190. 患鼻咽癌影响结婚吗?

对于每一位患有鼻咽癌的中、青年患者来说,婚姻是一个需要面对的十分重要而现实的问题。和谐的家庭,伴侣和亲人的支持对患者战胜疾病有着不可忽视的作用。但是无论是男性患者还是女性患者,一经被确诊为患了恶性肿瘤,且没有得到彻底的治愈,从疾病治疗角度,治疗期间最好不要考虑结婚的问题。鼻咽癌放化疗期间,需要患者在体力、精力上保持较好状态去迎接大强度的治疗,在此期间应集中精力,积极治疗疾病,结婚繁琐的准备工作势必影响患者的休息及体力的恢复。待治疗结束,病情稳定再考虑结婚的问题,建议在婚前应向对方讲明自己所患的疾病,这样对自己今后的家庭生活美满和谐是有好处的,也有益于患者今后的进一步康复。

191. 患鼻咽癌影响生育吗？

首先治疗期间，男女患者建议避孕，若是在怀孕期间发现得了癌症，一般应进行人工流产或引产以终止妊娠，进行治疗，因为治疗肿瘤的放化疗，对胚胎及生殖细胞具有一定程度的致畸性。放射和化疗结束后 3~5 年，定期复查，若身体恢复良好，无肿瘤复发，可在生育专家指导下考虑生育问题。

192. 鼻咽癌患者如何能尽快回归家庭和社会？

在经过一段时间的治疗后，疾病或是治愈或是进入到一个稳定的状态，患者应该试着去敞开心扉，首先从与伴侣、亲人、朋友倾心交谈开始，对亲朋好友说出心中的希望与恐惧，这种沟通能够获得理解与支持，回归到家庭和爱的怀抱。此外，患者应该主动走进社会，可以参加一些团体活动，如病友俱乐部、兴趣爱好俱乐部等，抗癌明星的榜样作用、与病友间的沟通与交流、丰富的文体活动等，这些社会支持都会减少孤独与恐惧感。再加上要善于进行自我心理调节，患者就可以逐步回归到正常的生活中去，并且拥有积极、向上、乐观的生活态度。

193. 得了癌症还能继续工作吗？

癌症已非"绝症"，癌症患者经积极治疗后，上班工作完全有可能。然而多久上班则要因人、因发病位置而异，因社会、家庭环境条件而异。癌症患者都很愿意能早日康复，从工作中获得愉快和欣慰。癌症患者适当参加到社会活动后，精神上往往会产生更多的信心和力量，注意力也会转移，对疾病进一步康复有好处。作为患者的家属，应根据患者的具体情况，协助患者恢复部分或全部家庭和社会工作，切勿过多地包办。作为患者本人，要树立生活的信心，根据自身的具体情况，先从起居做起，适当参加娱乐活动和体育锻炼，培养生活情趣，逐渐恢复病前工作。患者在上班工作的同时，也要坚持回医院做好复查工作。

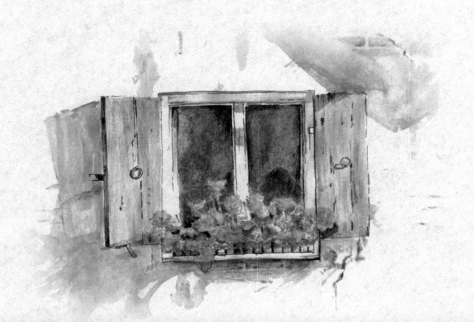

五、功能康复篇

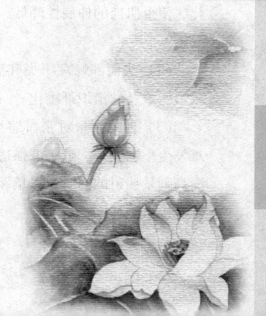

194. 鼻咽癌放疗后常见的后遗症有哪些？

目前放疗采用外照射的放射线必须穿过正常组织才能到达肿瘤细胞。放射线在治疗肿瘤的同时，会对正常组织产生影响，出现一定程度的副作用或后遗症，这是不可避免的，患者也不用害怕。

鼻咽癌放疗常见的后遗症主要有口干、张口困难、颈部变硬、面部肿胀、放射性龋齿等，它们的发生与放射治疗剂量密切相关。采用调强放疗技术，这些后遗症的发生率明显下降。可以通过锻炼来预防张口困难、颈部变硬的发生或减轻其程度。

195. 为什么部分鼻咽癌患者放疗后出现张口受限？

（1）由于鼻咽癌放疗颞颌关节位于照射野的高剂量区内，照射后颞颌关节及周围组织可出现渗出、硬化，颌间软组织纤维化，使得肌肉的伸展性降低、关节的活动度受到限制，造成张口受限。

（2）头面部蜂窝织炎和后磨牙区牙周炎可导致日后严重的张口困难及软组织纤维化。

（3）照射剂量对张口缩小有重要影响，剂量越高，张口困难发生率也上升。近来调强适形放疗的广泛应用，有望在给予肿瘤高剂量照射的同时，尽量保护正常组织，以减少放疗后张口困难发生率。

196. 张口受限有什么临床表现？

张口受限最初表现为张口时颞颌关节发紧、疼痛，如果继续发展则颞颌关节活动受限，张口门齿逐渐缩小，讲话口齿不清，严重者甚至牙关紧闭、进食困难，导致营养不良。张口受限一般是放疗结束后才逐渐出现的，容易被患者忽视。一旦出现了张口困难，治疗起来很困难。

197. 鼻咽癌患者接受放疗后为什么要进行张口锻炼？

由于鼻咽癌组织位于头部的中央，放疗要控制肿瘤，射线必须通过周围的正常组织，这其中就包括了控制张口的肌肉和关节。这些肌肉和关节受到一定放射剂量的照射后，会出现纤维化，使得肌肉的伸展性降低、关节的活动度受到限制，会导致患者出现张口困难的情况，严重时会导致无法张口，不能进食，医学上叫牙关紧闭，严重影响患者的进食和说话。

在治疗中和治疗后进行张口练习能够减少张口困难发生率和严重程度。所以，在现代调强放疗条件下，能够对张口肌肉和关节的剂量进行很好的限制，使张口困难发生率和严重程度下降。但有些患者不太在意，认为在治疗过程中看不出锻炼的必要性，因为在治疗的两个月左右的时间里，张口困难还看不出来，张口的程度变化也不明显。

但是，需要提醒患者的是，张口困难发生是需要较长时间的，非常重要的是，这是一个渐变的过程，一旦发生，要恢复就不太可能了。所以，在治疗中和治疗后都需要坚持进行张口锻炼。

198. 如何进行张口功能锻炼？

经临床研究证实，张口锻炼可以有效降低鼻咽癌患者放疗后张口困难的发生率，并可以减轻其程度，是一个经济实用和有效的锻炼方法。

张口锻炼方法如下。

（1）大幅度张口锻炼：将口腔逐渐张开到最大程度，然后

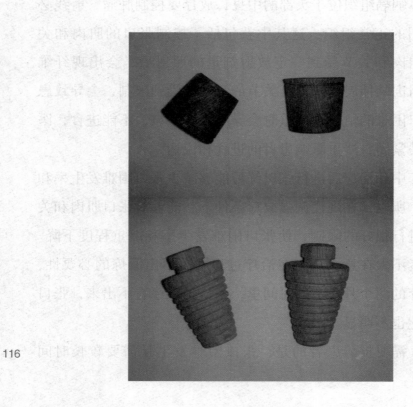

闭合，张口幅度以可以忍受为限，2~3分钟/次，每日3~4次。

（2）支撑锻炼：根据门齿距选择不同大小的软木塞或木质开口器（直径2.5~4.5厘米），置于上、下门齿或双侧磨牙区交替支撑锻炼，每次10~20分钟，每日2~3次。保持或恢复理想开口度（>3cm）。

（3）搓齿及咬合锻炼：活动颞颌关节，锻炼咀嚼肌，每日数次。

（4）放疗期间即开始张口锻炼，长期坚持，作为永久性功能锻炼。要达到理想的锻炼效果，首先要掌握正确的锻炼方法，长期自觉坚持练习，患者家属应积极配合起到提醒和督促作用。

199. 鼻咽癌放疗后患者为什么要做颈部锻炼，如何做？

由于放射线对颈部肌肉、皮下组织等产生影响，颈部放疗后，可能出现颈部纤维化、淋巴回流障碍等后遗症表现，颈部区域器官功能也会受到影响，影响生活质量。加强颈部功能锻炼可以预防和减轻颈部放疗后遗症出现，提高患者生活质量。

颈部运动方法如下。

（1）患者坐在椅子上，双手抓住扶手。

（2）做点头、转头锻炼，注意动作轻柔、缓慢，幅度不易过大。

（3）放疗后坚持锻炼，持之以恒，才能达到锻炼效果。

方法如下图示。

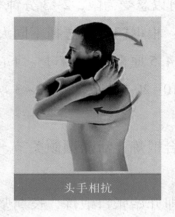
头手相抗

前后点头

头先前再后，前俯时颈项尽量前伸拉长，30次

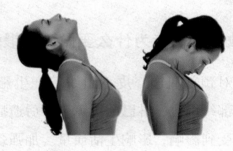

左顾右盼

头先向左后，再向右后转动，幅度宜大，以自觉
酸胀为好，30次

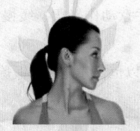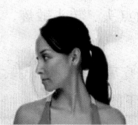

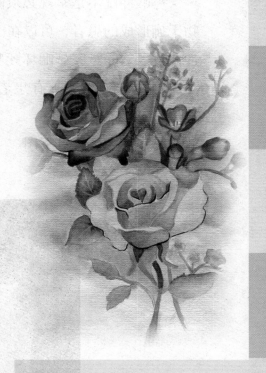

六、日常生活与复查篇

200. 为什么要做鼻咽冲洗？

鼻咽冲洗不是常规必须做的，对于鼻咽分泌物多或大量坏死物干痂形成的患者，可以在医生护士指导下进行鼻咽冲洗。鼻腔冲洗可以清除鼻腔鼻咽坏死物及鼻腔分泌物，保持鼻咽腔清洁、湿润舒适。但不是所有患者都适合做冲洗，一定听从医生的建议。

鼻咽冲洗装置见下图。

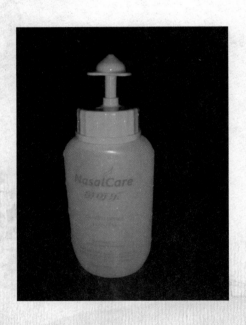

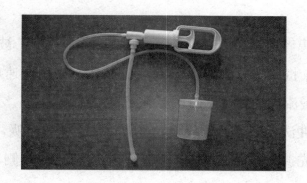

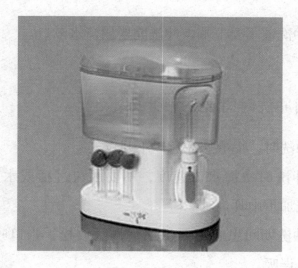

201. 鼻咽冲洗怎么做？

首先，是否需要做鼻咽冲洗，应听从医生的建议，还要掌握正确冲洗的方法。

鼻咽冲洗方法如下：

（1）准备 500 毫升生理盐水或自己配制的淡盐水（温开水

加少许食盐），温度37℃左右接近体温即可，或调节为适合自己的水温。

（2）患者取坐位，身体向前倾，头偏向一侧，被冲洗的鼻腔在上方，将冲洗鼻头放入上方一侧鼻孔，控制流速放水冲洗，冲洗液缓慢流入鼻腔，从对侧鼻孔及口腔流出。

（3）冲洗期间患者要放松，不要讲话，张口呼吸。

（4）先冲洗较通气的一侧鼻孔，然后同法冲对侧，每日1~2次。

（5）冲洗液不要下咽，冲洗完毕用清水漱口。

202. 鼻咽冲洗时需要注意什么？

鼻咽冲洗时，提醒您注意以下几点。

（1）冲洗时掌握水流速度，不要水流过猛或水压力太大，以免诱发或加重中耳炎。

（2）冲洗期间患者不要讲话，尽量放松，张口呼吸。不要憋气，防止误吸。

（3）冲洗液温度在37℃左右比较合适，水温过低冲洗后可引起患者头痛不适。夏季和春秋季节室内常温也可以，冬季如果室内温度较低，注意加温处理。

203. 哪些患者不适合做鼻咽冲洗？

是否需要做鼻咽冲洗，一定听从医生的意见。有鼻腔出血或有出血倾向的患者、中耳炎患者不适合做鼻腔冲洗。

204. 常用的鼻咽冲洗液有哪些？

　　临床上比较常用的鼻腔冲洗液有：①温盐水；②小苏打水；③0.5%过氧化氢：鼻腔分泌物多、黏稠时使用；④冲洗后可以用氯霉素眼药水或糜蛋白酶滴鼻腔。

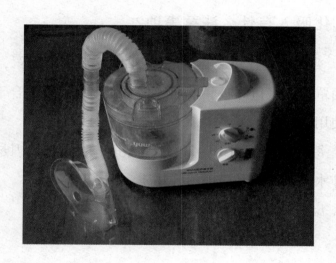

205. 鼻咽癌患者为什么要做雾化吸入？

　　超声波雾化器是应用超声波声能，把药液转换成细微的气雾，随吸气而进入呼吸道。雾化的特点是雾滴小而均匀，温度接近体温，药液随深而慢的吸气，被带到终末支气管及肺泡。

　　鼻咽癌放疗患者雾化吸入目的：①湿润口腔、鼻腔和气道，缓解口腔干燥症状，减少刺激；②炎症治疗；③稀释痰液，促进排痰。

常用雾化药液：蒸馏水（纯净水）30~50ml雾化可以湿润气道，减少刺激。可以根据患者具体情况用药如：生理盐水+庆大霉素+糜蛋白酶，需要时可加地塞米松，每次用量为30~50ml。

206. 雾化吸入有什么注意事项？

（1）头颈部放疗患者做雾化吸入时最好使用面罩，将鼻和口包在面罩内，张口呼吸，增加湿化面积。螺旋管适合于气管切开患者使用。

（2）每次雾化时间15~20分钟为宜，时间过长因过度湿化而引起肺水肿及破坏肺表面活性物质。

（3）痰液稀释后及时咳出。

207. 皮肤和黏膜反应在放疗结束后还会持续多久？

头颈部肿瘤的放疗照射部位涉及到皮肤和黏膜，放疗期间及放疗后患者通常会出现皮肤反应和口腔/食管黏膜反应，在治疗结束时可能是比较严重的时候，放疗结束后还会持续一段时间。

（1）黏膜溃疡的范围和深度。放疗结束时如果黏膜溃疡范围较大，疼痛比较明显，如果医生告诉您是Ⅲ度的黏膜反应，持续的时间会在 2 周以上。

（2）是否同时合并化疗。现在局部晚期鼻咽癌放疗时大多合并同期化疗，同期化疗的第三疗程通常在治疗的最后 3 天才完成，治疗结束时它对黏膜的损伤还尚未完全体现出来。另外，放疗同期合并化疗的患者黏膜的反应程度比单纯放疗重。所以，同期放化疗患者在治疗结束时可能最严重的黏膜反应还未表现出来，在治疗结束后 2 周仍然是比较严重的时候，一般需要 1 个月甚至更长的时间才能好转，在这段时间里需要按照在治疗期间一样注意口腔黏膜和皮肤的护理。

208. 放疗结束后照射区域内皮肤还要保护吗？

放疗引起的皮肤色素沉着不需特殊处理，但是，放疗结束后照射区域内的皮肤还是要进行保护的。放疗所引起的皮肤损伤，在放疗结束后会逐渐恢复，但是需要时间；恢复时间的长短根据您病变的情况、对医嘱的依从性等而不同，并且个体差异也较大。一般情况下，在局部皮肤的颜色恢复正常前，都应该注意保护。

209. 放疗的晚期损伤有哪些？

放疗能够杀死肿瘤细胞，能够治愈某些癌症，但放射线必须穿过正常组织才能到达肿瘤细胞；很显然，放射线肯定会同时损伤正常组织，产生一定的后遗症或副作用。头颈部放疗常见的后遗症主要有口干、张口困难、颈部变硬、面部肿胀、放射性龋齿等，这些状况比较常见，它们的发生与放射治疗剂量密切相关。在现代放疗条件下，这些后遗症的发生概率都明显下降。张口困难，颈部变硬能够通过锻炼使它不发生或者程度非常轻。当然，有些晚期患者，肿瘤组织与重要器官关系密切，不能达到控制肿瘤的放射剂量，但有些重要器官也会受到一定的损伤，如影响视力，脑组织损伤记忆力下降，脑干和脊髓也可能出现损伤而导致比较严重的后遗症。当存在这些情况时，医生会与患者交流，告诉可能发生的后遗症，在控制肿瘤和减轻后遗症两个方面都做充分的考虑，选择合适的治疗方案，来达到最好的治疗结果。

210. 放疗后怎么复查？

鼻咽癌放疗的效果总体来说是比较好的。很多患者治疗结束后，重返工作岗位。但是，定期复查，防止肿瘤复发，巩固治疗效果是非常重要的。鼻咽癌复发转移多发生在治疗后 3 年内。如果及时发现，患者仍然有机会治愈。所以您一定要遵照医生的要求，按时进行复查。

第一次复查建议在治疗后的一个月，复查结果没有什么问题的话，在治疗结束后的第 1~2 年内，每 3 个月复查一次；第 3~5 年内，每半年复查一次；5 年以后，每年复查一次。

211. 怎样护理牙齿?

放疗前由口腔科医生进行检查，拔除龋齿和残根，去除引起发生颌骨炎症的隐患，放疗期间及放疗后注意保持口腔清洁。进食后一定漱口，清除口腔内食物残渣；坚持认真刷牙，建议使用含氟牙膏，软毛小牙刷，避免坚硬食物损伤牙齿、牙龈及口腔黏膜，如果出现牙周病应及时就诊，需要拔牙要告知口腔科医生您有放射治疗的病史。

212. 放疗后出现坏牙可以拔掉吗?

放疗后唾液腺分泌功能减弱，唾液量分泌减少，口腔内 pH 值发生改变，利于细菌繁殖出现口腔感染；放射对牙槽骨及其供血血管的损伤，这些因素均可导致放射性龋齿发生。治疗前口腔处理做得好，放疗期间保持口腔的清洁，营养支持跟得上，那么放疗后出现口腔感染或发生龋齿的机会就明显减少。放疗后一旦出现坏牙，一定要到正规医院口腔科就诊，向牙科医生告知以前做过放疗，医生会根据您的情况，谨慎分批拔出患齿。拔牙前应常规抗炎 3~7 天，拔牙中注意无菌操作，拔牙后配合抗炎治疗和漱口水的使用。

213. 中药在鼻咽癌治疗中的作用如何？

在放疗过程中，中药主要起到扶正的作用，配合放疗使治疗顺利完成。放疗中及放疗后可考虑遵医嘱使用活血化瘀的中药减轻放疗反应。在靶向治疗中遇到的皮疹，可在中医医师指导下使用中药洗剂对症治疗。

214. 放射治疗过程中，能吃抗癌中药吗？放疗后可以吃中药吗？

放射治疗过程中，不推荐使用抗癌中药，在放化疗期间服用抗癌中药，有可能导致白细胞下降，血小板计数下降，从而影响主要的治疗方式——放疗不能进行，所以，一般建议在放化疗期间，不要服用抗癌的中药。放疗结束后，可在正规中医院就诊，在中医医师指导下合理使用中药。中药更多的优势体现在对整个身体的调理。

215. 鼻咽癌患者放疗后出现什么症状应立即复查？

治疗后已消失的症状重新出现：如重新出现经常性涕中带血、耳鸣。出现视物重影、视力下降、面部麻木等。具体如下。

（1）进行性加重的骨骼疼痛或上下肢活动肌力下降。

（2）上腹痛、肝区不适。

（3）无诱因持续发热、咳嗽、痰中带血、呼吸困难。

出现以上症状，建议尽快到医院就诊，通过进一步检查，明确有无肿瘤局部复发或肝脏、肺部、骨等远处转移，及时给予进一步治疗。

216. 鼻咽癌患者放疗后家居护理注意哪些问题？

（1）保护放射区域内的皮肤：禁用刺激性皮肤清洁剂，尽量避免暴晒；禁止抓挠，热敷等物理刺激，皮肤有破损请及时就诊，防止感染。

（2）保持口腔卫生：进食后要漱口；每日最少刷牙2~3次，并使用含氟、钙牙膏；每年最好洁齿1~2次；三年之内最好不拔牙，如必须拔牙，应向牙科医生说明放疗史，并在拔牙前后各使用3~5天抗生素；有口腔感染时，需及时就诊。

（3）注意鼻腔鼻咽腔护理：保持鼻腔和鼻咽腔清洁（可用眼药水局部抗炎、定期使用鼻咽冲洗器冲洗鼻咽腔）、湿润（干燥季节可使用加湿器，必要时可在医生指导下使用薄荷滴鼻剂等滋润剂）。保持房间湿润，经常通风，避免感冒及中耳炎。

（4）坚持功能锻炼：张口训练。可在医生指导下，通过持续性张口锻炼，减轻放疗后部分患者张口困难的情况。颈部运动、点头及摇头锻炼，幅度不宜过大。以上功能锻炼需持之以恒。

（5）均衡饮食：高蛋白、高纤维素、高维生素、低脂肪均衡健康饮食，饮食无特殊禁忌。建议戒烟，少饮酒。

（6）注意工作生活合理安排：如果病情稳定，可在休息一段时间后进行正常工作，但注意不能过于劳累。可做适宜、适量的运动，体育锻炼强度不宜过大。正常的性生活不会对疾病造成不利的影响。避免熬夜等不良习惯，保持良好的心情和体力。

定期复查：2 年内 3 个月复查一次，3~5 年每半年复查一次，5 年以后每一年复查一次。如有需要，可随时就诊。注意自查：放疗急性反应过去后，可自查是否有颈部肿块，是否有骨固定点压痛（呈进行性加重），如果有异常表现，建议及时就诊。

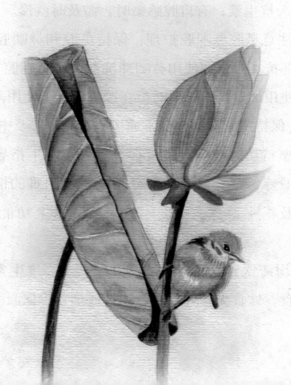

附录：肿瘤患者谈抗癌

生命——在挫折和磨难中崛起

孙桂兰

生命和癌症纠缠

那是 1995 年 8 月，我在洗澡时发现右乳下有一肿块，医生让马上住院手术治疗。我清楚地记得，那天他从医生办公室出来，他的眼睛红红的，像是刚哭过的样子。我问他医生怎么说？我的爱人不回答，眼泪却哗哗地流下来。当时我就全明白了，担心、恐惧的结果被证实了。随后做了右乳全切手术，病理切片是髓样癌，腋下淋巴转移 7/8，属中晚期。髓样癌是由低分化瘤细胞组成的边界清晰的一种乳腺癌，是一种特殊类型的浸润性乳腺癌，这种癌症在所有乳腺癌中只占 5%~7%。医生说这种癌症的早期症状常不明显，很多患者就诊时肿块已较大。

得知这样的结果，犹如晴天霹雳，我轰的一下昏了过去。茶不思，饭不想，整天以泪洗面，不管做什么、想什么都和死联系在一起。由于此前不久，家里的两位老人因肺癌先后去世，我深知癌症的可怕，可怎么也没想到，我的生命会和"癌"纠缠在一起。委屈、绝望使我在病床上号啕大哭，感叹自己的不幸，一时恐惧、焦虑、悲观的情绪像一座大山压得我喘不过气来。

接下来的大剂量化疗让我苦不堪言，化疗产生的不良反应使我面目全非，满头的长发一根不剩，严重的呕吐使我水米不能进，身体极度虚弱，走路都需要人搀扶，白细胞也只有 1000（10×10^9/L）多，打升白针都不管用。确定 4 个疗程的化疗，我连一个疗程也没坚持下来。当时情绪糟糕到了极点，我在想命运对我怎么这样的不公平，"我这么严格要求自己，怎么老天还不长眼，还让我得病。"我把自己包裹起来，谢绝了所有人的探望，不愿让人看到自己得病的样子，情绪极度低沉。从前，即使发烧也强撑精神抖擞，此时我依然不服输，这背后的隐语则是无视身体真实的反应。"病就像一个保护伞，使患者不去正视心理问题。看起来很坚强，实际上是用外在的壳把内心包得严严实实，不愿暴露脆弱的一面"。难道我的生命就此了结，就如此短暂？

但是，内心的真实感受还是会在独处时跳出来。早晨人们匆忙上班，我在窗前站着看着，体会到从未有过的力不从心。

在治疗的第一年里，我的身体垮了，化疗做不下去，白细胞到了 1000 的时候，血红蛋白只有七八克（70~80 克/升）。当时心里有种生不如死的感觉，太难受了、太痛苦了，尤其是化疗，那种难受让我恨不得从楼上跳下去。

我只好住进中医院。住院不久，也就是 1996 年 7 月，我的骶骨经常疼痛，经放射性核素扫描、X 线及 CT 检查，确诊右乳腺癌骨转移，人生的不幸又一次降临到我的身上。当时医生们断言：我的生存期也就半年。生命真是危在旦夕。我的精神状态简直崩溃，我爱人 40 多岁的汉子也整日以泪洗面，似乎世界末日到了。

曾经，我习以为常女儿、妻子、母亲、同事、朋友各种身份，默默承受来自工作、生活的压力，从没想过有一天自己的名片会被病历替代，职务变为"病人"。面对人生的变故，精神即将崩溃的同时也激发了我求生的欲望，我反而安慰整日以泪洗面的丈夫要坚强、要坚持。想着丈夫一天到晚为自己着急、担忧而日渐消瘦的模样，看着儿子渴望母亲活下去的眼神，我下决心一定要活下去，一定要和癌症斗争到底。

但生命将走向何方？我并不清楚。转机发生在抗癌乐园，那个充满健康快乐的癌症病人的组织里。

走出阴霾，与癌共舞

来到抗癌乐园，这里和医院一样聚集着众多癌症患者，令我惊讶的是，很多患者比我还严重都活下来了！走出阴郁灰暗的自我世界，我看到得了癌症还能活得那么积极向上，那么豁达乐观。当时一下把我感染了！他们那种精神面貌、乐观的心态对我震动太大了！人家活得真轻松、真潇洒！我突然发现人还可以这样活。

触动之后，我开始回忆思考自己生病的前前后后，从前的我活得太累、太较劲，太计较得失。在单位，我卖力地工作，不长级心里不平衡，长到一级半才安心。有时候发烧了，到了单位就假装没生病，让人觉得我总是精神饱满。身体不舒服，也不能让大家看到我懒洋洋的样子。那时候的心态是不自然的发展。

抗癌乐园的老师们用自己的亲身经历、用集体与癌魔斗争的事迹、用癌友们一个个战胜癌症的事例，帮我走出了精神的低谷。乐园的领导还语重心长地对我说："要相信科学，接受现实，调整心态。每一个人得知自己患了很重的癌症，都会有悲伤、恐惧和绝望，但要尽快改变心态，振作起来，采用中西医结合的治疗方法，还有一点很重要，就是要刻苦练习抗癌健身法。郭林老师创编的抗癌健身法是被很多癌症患者采纳的最好的体能锻炼方法。把中医、西医和气功三者结合起来，大多数人都可以活，可以活得很好！"抗癌乐园老师们的真诚帮助和鼓励，癌友们乐观拼搏的精神都深深地震撼了我的心灵。

"40岁该有的竞争压力我没有了，孩子学习我不用操心了，提前享受退休生活，无忧无虑。我这么想把一切都放下了，开心了，自在了。"如果按照生病前的思维，我肯定体会不到这么美好的病后生活。

"40岁提前享受70岁人的待遇。"这是我对当时生活的概括。每天晚上9点左右睡觉，早上6点起来进公园练习抗癌健身法，12点回家先生已经把菜买好饭做好。下午3点再去公园，5点回家。我不再凄凄哀哀，而是静下心来将所有精力放在治病、吃药、练功上。在北京龙潭湖公园的双亭桥练功，桥下是碧波湖水，湖边柳树掩映，静心练功，我体会到从未有过的充实、开心。

整整5年，在北京龙潭湖公园的湖畔，我顽强刻苦地习练抗癌健身法，不论刮风下雨、酷暑严寒从不间断。记不清有多少个寒冷的早晨，厚厚的白雪覆盖着整个公园，我冒着刺骨的寒风，踏着厚厚的积雪，一步一个脚印的习练着，前进着，那雪上轻轻的脚印，就仿佛是我生命的足迹，永不停歇的前进。

至今，我已经和癌症抗争较量了 20 年。在这场斗争中，我过多地品尝了人生的酸甜苦辣，亲身体会到患了癌症后的恐惧和绝望，体会到克服和战胜癌魔的愉悦和欢快。在和癌症的抗争中，自己不但克服了癌症给自己带来的恐惧和痛苦，也使自己的思想感情得到了升华。

回馈社会，蝶变新生

在大家眼中，抗癌明星们是一群飞过荆棘的美丽蝴蝶，蝴蝶在穿过荆棘的途中，有的被困难吓退了，最终被疾病夺去了生命；有的成功穿过了荆棘，成为最美的蝴蝶，让癌细胞在他们的生命面前望而却步。

癌症在普通人眼中意味着死亡，但对于我则意味着重生。漫长的抗癌经历，让我深深地感到精神不倒的强大威力。生命总是在挫折和磨难中崛起，意志总是在残酷和无情中坚强。我要用自己的亲身体会和微薄之力回报社会，帮助在迷茫徘徊的癌友们克服心理障碍，树立与癌斗争的必胜的信心和勇气。

我探访病友，鼓励他们树立治下去的勇气，从容面对人生，要有良好心态。我常对癌友讲"精神不垮，阎王对你没办法；精神垮了，神仙也没有救你的好办法。"使他们学会了用笑脸迎对厄运，用勇气战胜不幸。有位癌友感动地把我称为"引上抗癌之路的启蒙老师"。如今北京抗癌乐园的癌友生存超过 5 年的已达 80%。

2000 年，我所在的龙潭湖公园来了一位名叫黑屹的病友，她患的是弥漫型非霍奇金淋巴癌，已全身扩散，骨骼从头到脚几十处受侵，双肾、双乳也受侵，万念俱灰，没有勇气活下去了！当时，我也为她着急，及时地安慰她，帮助她，用自己抗癌的亲身体会告诉她癌症≠死亡；用抗癌乐园病友的事例鼓励她走出精神上的低谷，帮她树立起和癌症斗争的勇气和力量，并多次去她家看望她。癌症患者之间的交流是坦诚的，是亲切的，有时比亲人和医生的力量还大。从此，她的情绪变了，走出医院，走进抗癌乐园，从容面对人生，学会了用笑脸迎接厄运，用勇气战胜不幸。自己康复了，还要帮助他人康复，这是我们抗癌乐园的一项基本要求。

通过20年和癌症抗争，我深切体会到"癌症≠死亡"这句名言不是标语口号，而是一种科学的态度和对癌症的认知。人，不论是什么人，得了病都会死的，因病死亡是自然规律，但是有一点，我们不能让病吓死。癌症是可怕的，但是得了癌症精神垮了更可怕。我认为癌症在治疗和康复过程中，最关键的一条就是要有健康的心理。患了癌症，恐惧、悲观、绝望是人之常情，但不能总在焦虑、恐惧中度过，要敢于面对现实，寻找最佳的抗癌方法。我们北京抗癌乐园所主张的"以健康的精神为统帅，以自我心理调节为先导，首选西医，结合中医，坚持抗癌健身法锻炼，讲究饮食疗法，注意生活调理"的抗癌模式，已成为当今人类战胜癌症的最佳选择。北京抗癌乐园所提倡的"自强不息，自娱自乐，自救互助"的三自精神，已经鼓舞海内外众多癌友找回欢乐、找回健康，成为一种永恒的力量。

坚持康复"五诀" 乐观拼搏抗癌

岳鹤群

我今年80岁，1993年12月诊断为直肠癌，1994年1月做了根治手术。术后至今一直坚持康复"五诀"，现身体很好。

正确对待，情绪乐观

我原是市卫生局一名领导干部，当得知身患癌症后，同样也产生过恐惧、紧张、焦虑、悲观的复杂心理，心神不定，寝食不安，抱怨自己带病工作辛苦一辈子，"文革"中又遭长期迫害，退休了应该享受幸福晚年的时候，灾难偏偏降到自己头上，觉得太不公平，整日猜测自己还能活多久，因为癌症毕竟是当今威胁人类健康和生命的第一杀手。后来一想，这样下去不是办法，应该面对现实，很快调整了心态，及时地从愁闷中解脱出来，相信现代医学是不断发展，人类在不久将来有可能战胜癌症，特别是当前癌症基因研究已取得重大进展，癌症已有机会获得治愈，目前也有不少战胜癌症的治疗方法，如手术、化疗、放疗、中西医结合治疗。现实生活中也有不少患者通过综合康复治疗病情稳定，生活充实，情绪乐观，坚持工作，他们是生活中真正的强者，有的已生存了一二十年。从我自己来说也具有一些有利条件，如退休后没有工作压力，医疗、家庭环境尚好，只要坚定信心，坚持抗癌的毅力与恒心，听从医生指导，情绪乐观，积极治疗，平衡饮食，适度运动，就一定能取得好的治疗效果，早日康复不是不可能的。

从此，我保持轻松的心境，精神愉快，心态平衡，豁达开朗，善于自乐。在家种植花草，入校学习诗词，外出旅游，访亲问友，陶冶情操，遇事不怒，知足常乐，从不与人比高低，使自己的免疫功能尽快得到正常发挥。1998~2000年我还应聘参加地区行风建设评议工作，深入基层，调查研究，并获得优秀行风评议员的称号。实践使我认识到心理健康是身体健康的基础，良好的心理状态是抗癌康复的关键，而良好的心理是要靠自己的心灵深处的不断转化。

合理膳食，素食为主

有关资料显示，1/3的癌症与饮食有关。过去我饮食不正常，爱吃腊味、腌菜和肉、甜食，不爱吃蔬菜，基本上是"三高一低"（高热量、高脂肪、高蛋白、低纤维素）的饮食结构，经常便秘，这是我后来患冠心病与直肠癌的主要原因之一。经医生指导，在老伴的具体操作下，采用中国科学院食品营养研究所"金字塔"的食物结构，即塔底主要是各种谷物，如面食、大米、玉米、小米、荞麦、红薯等，塔的中部是蔬菜水果，塔的上部是肉类、家禽、水产、蛋类、奶制品，塔尖是脂肪、食糖来配制饮食。

癌症术后康复期，根据医生意见，在上述基础上又做了一些具体调整，坚持早餐吃好（牛奶半斤、鸡蛋1个、面包或包子

1~2个）；中晚餐适度（七八分饱），主食（以大米为主，粗细杂粮搭配）4~6两，肉类（猪、羊、牛、兔、瘦肉或鸡鸭或鱼虾）2~3两，蔬菜（随季节市场变化，红、黄、绿、白、黑搭配，如西红柿、胡萝卜、南瓜、卷心菜、西兰花、青菜、豆类、白萝卜、木耳、紫菜、菇类等）0.5~1斤，水果半斤左右，脂肪（以植物油为主，搭配少许动物油）少许。改变过去偏食习惯，也不忌口。但熏、烤、炸、腌、腊、过夜菜、霉变食品坚决不吃，因为这些食品均含有各种不同的致癌物质。为控制食糖基本不吃零食。每天饮水1000毫升以上。执行上述饮食结构，我不但能保持足够的营养，控制自身各种慢性病的发展，血液检查如甘油三酯、总胆固醇等4项以及血液流变学检查，基本属正常范围，而且能每天保持大便通畅，体重始终维持在60千克左右，符合自己理想的体重。

适度运动，持之以恒

生命在于运动，锻炼可提高自身免疫功能，而且是容易取得效果且经济方便的方法。但如何根据实际情况选择符合自己的运动方式，我则经历了一番探索。17年来，我练过一些健身气功、爬山、散步、盘球、练中老年医疗保健操，均收到了一定效果。随着自己年龄的增长，对运动项目也做了一些调整，要求运动适度，不超负荷。早晨我坚持爬山，在山上做医疗保健操共约一个半小时，晚上沿江散步2千米，除暴风骤雨外，基本能坚持，睡前按摩脚底，上床做腹部按摩。

从运动中我深切体会到必须要有坚强的毅力和意志才能持之

以恒，动作一定要规范到位才能收到良好效果。

平时我也较为注意生活规律，自我保健。按时作息，坚持午睡。上午适当阅读书报，下午参加一些文化娱乐活动，少去环境污染的场所，多去空气新鲜、环境幽雅、绿树成荫的地方。勤洗澡、勤更衣、勤剪指甲、勤开窗换气，预防感冒，吞咽唾液，适度饮绿茶。从不抽烟、不喝白酒。对"七情六欲"喜怒哀乐悲恐惊能自我控制，平静对待。

家庭关爱，组织关怀

我和老伴结婚56年，风雨同舟，休戚与共，坎坷一生。她为我辛劳一辈子，本想退休后共度一个幸福晚年，不料我患了直肠癌，使我们又一次经受了严峻的考验。我3次手术（其中1次是前列腺电切汽化手术并发大出血），除医护人员精心医治外，老伴则用她真挚的爱心，精心照顾，一次次伴随在我的床边，日夜守护在我的身旁，为我擦身，侍候大小便，想我所想，急我所急，以我痛而苦，以我乐而乐。在病房中，不但安排我听音乐、看电视，分散我的注意力，而且根据医嘱为我跑市场配制营养餐，甚至累得病倒也无一句怨言。儿子也日夜轮班守护。在整个治疗康复中，老伴始终是我坚强的精神支柱、得力的营养调剂师、至尊至圣的守护神。她安慰我、鼓励我，在我面前总是谈笑风生，讲知心话，帮我解除心理压力。经常翻阅书籍报刊、看电视，寻觅治疗康复信息，配制抗癌膳食，不因我患癌症增加家庭负担、消耗她的精力而感到烦恼而不快，而是更加宽容体贴和关心，使我真正体会到"疾风知劲草，患难见真情"的真实内涵。

在我手术和康复的过程中，市委、市政府、人大、政协的领导同志在百忙中前来探望，卫生局、医院的领导和医护人员给了我很大帮助和照顾。家庭的关爱，组织的关怀，亲朋的关心，子女的孝顺，我都受到莫大的鼓舞与安慰，"风雨人生路，处处有亲人"，使我更有信心和毅力与癌魔做斗争。

定期复查，预防复发

定期复查是综合治疗的继续，也是科学评价治疗效果的重要方法。因为癌症的治疗效果是用年生存率来评价的。我做根治手术 3 个月后开始复查，一年做三四次复查，检查项目包括血常规、肺部 X 线片、肝功能、血清癌胚抗原（CEA）定性定量、B 超、（肝、胆、脾、肾、腹主动脉淋巴结）、纤维结肠镜。3 年后每半年检查 1 次，5 年后每年检查 1 次，坚持至今。每次检查结果基本正常，未发现转移复发。由于我白细胞偏低、体质差，从第二年起停止化疗，坚持服中药调养，采用活血化瘀、软坚散结、补气补血、扶正去邪等方法辨证施治和注射人胚胎素、干扰素，以增强免疫功能。同时在医生指导下，有针对性的服用一些保健品，如西洋参、红参、灵芝、蜂王浆冻干粉、冬虫夏草、蛋白质粉、天然 B 族维生素等。

总之，一定要遵照医嘱定期复查，不要嫌麻烦、怕痛苦或认为没有发觉症状而疏忽大意，这样很容易贻误治疗而遭不测，最后悔之晚矣。

由于我坚持上述康复做法，十几年来精神愉快，饮食正常，癌症得到基本康复，健康状况有了很大进步。2001 年 11 月，我参加市癌症康复协会，成为一名癌症康复工作志愿者，作为群体抗癌的一员，与癌友们聚会"话疗"，相互交流康复经验，心情舒畅，其乐无穷。2002年4月原河池地区癌症康复协会授予我"抗癌勇士"光荣称号。我决心与全市癌友一道，为癌症康复事业献出自己的爱心。

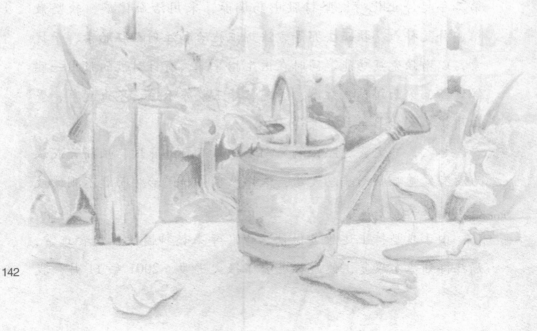

保持一个好心态

田守光

我们常说抗癌，与癌症做斗争。人得了癌症，就觉得走上了绝路，致使很多原本可以康复的患者，却因此走上了一条令人十分心痛的不归路，过早地离开了他们十分不愿意离开的亲人。

我今年66岁。32年前，我被诊断为喉癌。这些年的抗癌经历告诉我，癌症患者最重要的是保持一个好心态。

当时，我听说是喉癌的诊断，真的有如晴天霹雳。心一下就死了，或死了一大半，心死，精神就垮了。我在绝望与无助之下，做了全喉切除手术。全喉切除，就证明我今后再也不能说话了。我乱了方寸，紧张，害怕，不知以后的路怎么走。在短短的5个月里，我一共做了3次手术，绝望的我不知道自己还能活几天。在病区医护人员的开导下，我慢慢地冷静下来，根据自身情况，面对现实，积极治疗。

随着治疗效果越来越好，我的身体也慢慢地康复了，我从绝望、无助中又重新看到了光明，这使我又增加了活下去的勇气。在抗癌的这32年中，我总结出了以下几点：

1. 加强体能锻炼，进行有氧运动。调整好情绪，保持身心健康才能达到康复的目的。实践证明，癌症病人共同特点就是情绪低沉，思想压抑，从而削弱了免疫功能，对身体康复有很大

143

影响。

2. 改变以前不好的生活习惯和饮食习惯。我常常问自己，在同样的环境下，别人不生病，我为什么患上重病？老天为什么对我这么不公平。后来我认真思考，这与我不良生活习惯也有很大关系。于是，我开始保持规律的生活，养成早睡早起的习惯，坚持适当的体育运动，做些力所能及的工作。饮食上，我本着过去爱吃的少吃些，多吃青菜、水果，不偏食，主食以杂粮为主。

3. 美满和谐家庭，也是战胜癌症的重要条件。我的妻子持家有道，后院平静、无事，我不受任何干扰，全身心投入治疗、康复，心情舒畅。平时自己也适当做些家务，既帮了妻子也锻炼了身体，增加了活下去的动力。可能是劫后重生的原因，现在我感觉自己是世界上最幸福的人。

在术后的康复期间，我参加了医院举办的无喉患者食管发音班，学会了用食管发音。能够重新开始说话，与人正常交流，这对我来讲是天大的事，这给了我重新回归社会的巨大的信心和勇气。

自此，我积极参加单位、社会组织的活动，帮助和我一样的病友，开导那些有不安情绪、恐惧心理的患者，进行沟通，清除顾虑，使他们相信"癌症不等于死亡"。鼓励癌友，珍惜生命，热爱生活，增强信心，战胜癌魔。重新回归社会。在这32年抗癌过程中，我有成功的经验，也有失败的教训。在此期间，我看到有不少癌症患者活下来，但更有很多的患者早早地离开了我们，永远地离开了我们。我苦苦阅读了很多有关方面的报章杂志，潜心学习了不少古今中外有关抗癌和养生方面的书籍，进行长时间深入细致的思索，用我所学到的知识去帮助别人。我还协助北京市、天津市、山西省、大连市、安徽省和浙江省等地医院办无喉患者食管发音班，使更多病友能重新讲话。

最后，我要谢谢为我治病的医务工作者，有了他们才有了我活下去的信念。我觉得有句话来形容他们再恰当不过了：爱在左，同情在右，走在生命路的两旁，随时播种，随时开花，将这一径长途点缀的花香弥漫，使得穿枝拂叶的人踏着荆棘不觉得痛苦，有泪可落却不觉悲凉。

参 考 文 献

［1］高黎，徐国镇. 鼻咽癌［M］. 北京：北京大学医学出版社，2007.

［2］殷蔚伯，余子豪，徐国镇，等. 肿瘤放射治疗学［M］. 第4版. 北京：中国协和医科大学出版社，2007.

［3］徐波. 肿瘤护理学［M］. 北京：人民卫生出版社，2008.

［4］易俊林. 应对鼻咽癌专家谈［M］. 北京：中国协和医科大学出版社，2013.

［5］石远凯，孙燕. 临床肿瘤内科手册［M］. 第6版. 北京：人民卫生出版社，2015.

［6］丁玥，徐波. 化学治疗与生物治疗实践指南及建议［M］. 第3版. 北京：北京大学医学出版社，2013.

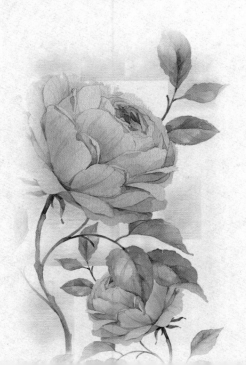